Rainer Sachse

Schwarz ärgern – aber richtig

Paradoxe Ratschläge für Psychosomatiker

Klett-Cotta

Inhalt

1 Einführung

Ein satirischer Ratgeber

Es gibt eine Fülle von »Psycho-Ratgebern« auf dem Markt – wie man sich das Rauchen abgewöhnt, wie man zu sich selber findet, ein besserer Liebhaber wird, und für viele andere Dinge im Leben. Dies ist ein Ratgeber völlig anderer Art: Er bringt dem Leser bei, wie er effektiv eine Störung entwickeln kann – in diesem Fall eine psychosomatische Störung.

Dieser Ratgeber möchte Sie auf eine ungewöhnliche und unterhaltsame Art über psychische Zusammenhänge informieren. Sie können dann selbst entscheiden, ob Sie eine psychosomatische Störung entwickeln möchten oder ob Sie doch lieber etwas tun, um es zu verhindern. Sie, lieber Leser, haben, wie oft im Leben, die Wahl; vielleicht sind Sie aber auch schon ein gutes Stück weit fortgeschritten in der Entwicklung einer psychosomatischen Störung. Dann sollten Sie unbedingt dranbleiben, denn Sie wollen doch wohl keine halben Sachen machen?

Dieses Buch zeigt, wie man schnell und effektiv eine psychosomatische Krankheit entwickeln kann. Man *kann* das Buch natürlich auch anders lesen und versuchen, das Gegenteil der Empfehlungen zu tun, um die Entwicklung der Störung zu vermeiden; aber das wäre langweilig und würde zu einem stinknormalen, durchschnittlichen Leben führen. Dagegen ist die Entwicklung und liebevolle Pflege einer Störung eine echte Herausforderung. Diese wollen wir mit diesem Buch annehmen.

Dabei mag manch ein Leser entdecken, daß er dem einen oder anderen Ratschlag bereits folgt – und er mag das tun, wovor ich den Leser dann eindringlich warne, wenn er eine psychosomatische Störung entwickeln möchte: Er könnte anfangen zu reflektieren, anfangen, über sich, seine Bedürfnisse, sein Leben nachzudenken. Viele Ratschläge mag ein Leser als selbstverständlich ansehen und denken: »Na klar, so mache ich das auch!« Aber Sie sollten sich immer vor Augen halten, daß es Ratschläge sind, um eine psychosomatische Störung zu entwickeln. Wenn Sie eine solche Störung *nicht* entwickeln wollen (wovon ich aber nicht ausgehe), dann sollten Sie mit den Ratschlägen vorsichtig umgehen.

Psychosomatische Störungen sind »in«, sie nehmen in der Gesellschaft rapide zu; in manchen Firmen gehört es zum guten Ton, ein Magengeschwür zu haben; wer keins hat, kann der Faulheit bezichtigt werden: Er engagiert sich scheinbar nicht genug, legt sich nicht ausreichend ins Zeug, gibt nicht sein Letztes. Es wird allgemein erwartet, daß man »funktioniert«, daß man nicht jammert, sondern seine Arbeit erledigt; das gilt für Mütter, die sich auch nicht einfach eine »Auszeit« nehmen können; das kann aber auch schon für Kinder gelten, die ihre Hausaufgaben erledigen müssen, unabhängig davon, ob sie sich wohlfühlen oder nicht. »Sich wohlzufühlen« spielt keine Rolle, entscheidend ist einzig das Endergebnis.

Glücklicherweise hat die Wissenschaft in den letzten Jahren eine Reihe von Erkenntnissen darüber erbracht, durch welche Faktoren sich psychosomatische Erkrankungen entwickeln; man kennt heute viele Eingangs- und Risikofaktoren. Dies ermöglicht es uns, einen Kurs zum Störungserwerb auf höchstem wissenschaftlichen Niveau abzuhalten. Hält man sich strikt an die Anweisungen, ist die Wahrscheinlichkeit, eine psychosomatische Störung zu entwickeln, extrem hoch. Es sei denn, man hat eine absolute Pferdenatur und nichts kann einen erschüttern – aber wer verfügt schon über eine solche Konstitution? Und man sieht zum Glück, daß Leute mit eiserner Statur in der Regel nur etwas länger brauchen, um zu erkranken. Daher gilt: Früher oder später kriegen wir Sie! Also bemühen Sie sich nach Kräften, sich an die Anweisungen zu halten!

Was sind psychosomatische Störungen?

Psychosomatische Störungen sind körperliche Erkrankungen, zu deren Entstehung und Aufrechterhaltung psychische Prozesse wesentlich beitragen. Es gibt eine Vielzahl solcher Erkrankungen, die beliebtesten sind:

- *Colitis ulcerosa,* eine geschwürbildende Erkrankung des Dickdarms;
- *Morbus Crohn,* eine Dickdarmentzündung, die auch auf andere Darmabschnitte übergreifen und zu einer weitreichenden Zerstörung des Darmgewebes führen kann;
- *Angina pectoris,* eine Herzerkrankung, bei der es zu Durchblutungsstörungen des Herzmuskels kommt;

- *Herzinfarkt:* der Blutfluß zum Herzen wird völlig abgeschnitten, und infolgedessen stirbt Herzgewebe ab, was zum Tode führen kann;
- *Bluthochdruck:* chronische Erhöhung des systolischen Blutdrucks (des Blutdrucks während der Kontraktion des Herzens) sowie des diastolischen Blutdrucks (des Blutdrucks in der Phase, in der sich das Herz mit Blut füllt);
- *Asthma bronchiale,* eine Erkrankung der Atemwege, bei der es zur Verkrampfung der Atemwegsmuskulatur kommt;
- *chronische Rückenschmerzen:* Schmerzen im Lendenbereich des Rückens, die nicht nachlassen und sich auch durch Bewegung und Massagen nicht beheben lassen;
- *Neurodermitis,* eine schuppige Hautveränderung, die stark juckt und näßt;
- und andere mehr.

Sie sehen, bei der Entwicklung einer psychosomatischen Erkrankung haben Sie eine große Auswahl; leider ist Ihre tatsächliche Entscheidungsmöglichkeit durch Ihre genetische Disposition, Ihre »Veranlagung«, eingeschränkt. Denn jeder Mensch reagiert besonders stark auf Belastungen mit spezifischen Körpersystemen: Eine Person reagiert besonders stark mit dem Magen-Darm-Trakt, eine andere reagiert besonders stark mit dem Herz-Kreislauf-System. Und es ist wahrscheinlich, daß man genau in dem Körpersystem eine Erkrankung ausbildet, in dem man am stärksten reagiert. Daher können Sie, wenn Sie sich an die Anweisungen halten, zwar etwas dafür tun, *überhaupt eine* psychosomatische Erkrankung zu bekommen, Sie haben aber nur einen beschränkten Einfluß darauf, *welche* Störung Sie entwickeln wollen. Dies heißt aber nicht unbedingt, daß Sie gar keinen Einfluß haben; darauf werde ich noch genauer eingehen.

Weisen psychosomatische Störungen auf starke seelische Beeinträchtigungen hin?

Einer verbreiteten Meinung zufolge sind psychosomatische Störungen hoch psychopathologisch, d. h. man müsse psychisch schwer gestört sein, um eine psychosomatische Erkrankung entwickeln zu können (dies wird vor allem von der Psychoanalyse suggeriert). Forschungen der letzten Jahre haben jedoch gezeigt, daß dies *nicht* der Fall ist:

Man muß keinesfalls psychisch gestört sein, um eine Psychosomatik zu entwickeln!

Die meisten Personen, die eine psychosomatische Erkrankung aufweisen, sind im Gegenteil psychisch unauffällig.

Man hat auch lange Zeit gedacht, daß schwere Erkrankungen massive Ursachen haben müßten. Die Chaos- und Systemtheorie lehrt aber, daß aus minimalen Ursachen beeindruckende Effekte entstehen können. Etwas Derartiges gilt auch für die Entwicklung psychosomatischer Erkrankungen: Es beginnt ganz harmlos mit bestimmten ungünstigen Verhaltensweisen oder Interpretationen der Umwelt. Und dann entstehen aus dem Zusammenspiel verschiedener Faktoren langsam Effekte, die sich hochschaukeln. Somit können ungünstige Einstellungen, ungünstige Annahmen über sich selbst, ungünstige Verhaltensweisen langsam zur Entwicklung einer massiven Störung führen, die dann selbst wieder einen enormen Streßfaktor darstellt. Auf diese Weise ist es relativ einfach, eine psychosomatische Störung zu entwickeln. Und, was noch wichtiger ist: Es ist keineswegs ehrenrührig, eine solche Erkrankung zu entwickeln, im Gegenteil – man ist damit in allerbester Gesellschaft! Personen aller sozialen Schichten, Manager, Lehrer, Rechtsanwälte und sogar Psychologen und Ärzte zieren die Wartezimmer! Also: Seien Sie dabei, gehören Sie dazu!

Viele Personen, die eine psychosomatische Erkrankung aufweisen, möchten nicht zugeben, daß bei ihnen psychische Faktoren eine Rolle spielen, weil sie befürchten, daß man sie für »verrückt« oder für »psychisch krank« hält oder ähnliches. Daher suchen sie dann verzweifelt nach einer organischen Ursache und bleiben lange in ärztlicher Behandlung, anstatt einen Psychologen aufzusuchen. Das ist nicht nötig. Machen Sie sich klar, daß »psychologische Faktoren« bei dieser Erkrankung lediglich bedeuten, daß Sie in Ihrem Leben ungünstige Strategien gelernt haben, mit Streß und Anforderungen umzugehen, sonst nichts. Sie sind nicht psychisch krank, haben keine »Macke« und sind auch keineswegs verrückt. Daher kann Ihnen auch ein Psychologe effektiv helfen: Worum es geht, ist, ungünstige Strategien zu erkennen und durch günstigere zu ersetzen, das ist alles! Das ist nicht viel, und dennoch ist es hoch effektiv! Aber natürlich sollten Sie, wenn Sie eine psychosomatische Störung behalten wollen, *nichts* Psychologisches unternehmen. Bleiben Sie im Bereich der Organmedizin; wenn Sie Glück haben, geraten Sie an einen Arzt, der die Krankheit als chronisch definiert, und damit haben Sie die Unheilbarkeit mit Brief und Siegel bestätigt bekommen! Was will man mehr? Sie werden dann Ihr ganzes Leben lang daran Freude haben.

Dieser Ratgeber funktioniert natürlich nur deshalb, weil man für die Entwicklung einer psychosomatischen Störung nicht schwer gestört sein muß. Wenn es nötig wäre, für eine psychosomatische Störung »schwer gestört« zu sein, würde ein Ratgeber nicht ausreichen! Da es aber um das Lernen ungünstiger Strategien geht, besteht Hoffnung – man kann sie, mit ein wenig Anstrengung, lernen.

Somit sind die Grundlagen für einen erfolgreichen Kurs geschaffen: Folgen Sie den Empfehlungen, und Sie werden nach einiger Zeit körperliche Effekte bemerken. Je nach Ihrer Konstitution mag das schneller gehen oder mehr Zeit in Anspruch nehmen. Nicht verzagen! Sie werden es ganz bestimmt schaffen!

2 Grundkurs:

Erste Schritte zur Entwicklung einer psychosomatischen Störung

Es werden nun einige wesentliche Ratschläge erstellt, die Sie wirklich beherzigen sollten, wenn Sie auf effektivem Wege eine psychosomatische Störung entwickeln wollen. Lassen Sie keinen der Ratschläge aus – denn sie wirken zusammen! Erst das Zusammenspiel der einzelnen Strategien führt zum Erfolg. Befolgen Sie nur einen Teil der Ratschläge, dann wird sich der Effekt wahrscheinlich nicht einstellen!

Förderliche Verhaltensweisen

Psychosomatische Störungen werden hauptsächlich durch psychologische Faktoren gefördert. Daher befaßt sich dieser Ratgeber auch hauptsächlich mit förderlichen psychologischen Strategien. Außer durch psychische Faktoren kann man die Entwicklung psychosomatischer Erkrankungen aber auch durch geeignete Umgebungsbedingungen und Verhaltensweisen fördern. Der Vollständigkeit halber sollen hier auch dazu einige Ratschläge gegeben werden:

- ➔ Essen Sie möglichst fett: Triglyzeride im Blut fördern die Entwicklung von Herz-Kreislauf-Erkrankungen. Daher: Viel Butter, fettes Fleisch, Soßen, Bratenfett. Es gilt eh: Je fettiger, desto leckerer! Folgen Sie daher einfach Ihrem Geschmack; über Geschmack läßt sich bekanntlich nicht streiten!
- ➔ Sorgen Sie für eine ausreichende Menge an Cholesterin: Essen Sie viele Eier (gerührt, gekocht, in Wurst, in Teigwaren, usw.), viele Krabben und Muscheln, viel Fleisch; Cholesterin ist wundervoll für die Verkalkung von Arterien und damit eine wichtige Voraussetzung von Herzinfarkt; es ist auch sehr hilfreich für die Entwicklung von Schlaganfällen.
- ➔ Rauchen Sie viel: Das ist ganz besonders wesentlich. Rauchen begünstigt nicht nur Lungen- und Blasenkrebs, es begünstigt auch die Entwicklung von Herzerkrankungen, Schlaganfällen, usw. Es ist auf der ganzen Linie wunderbar schädlich. *Diese* Chance zur Selbstzerstörung sollten Sie sich wirklich nicht entgehen lassen!

- ➔ Trinken Sie viel Alkohol: Auch die toxische Wirkung von Alkohol gilt es voll auszunutzen: auf das Gehirn, das periphere Nervensystem, die Leber, die Haut, aber auch auf Magen und Darm! Der Effekt ist wirklich nicht zu unterschätzen!
- ➔ Auch spezifische Effekte sind recht vielversprechend: So löst z. B. Rotwein bei entsprechender Disposition Herzarrhythmien aus; Alkohol in hoher Dosierung kann zu Speiseröhrenkrebs führen. Die Möglichkeiten sind fast unerschöpflich. Nutzen Sie sie!

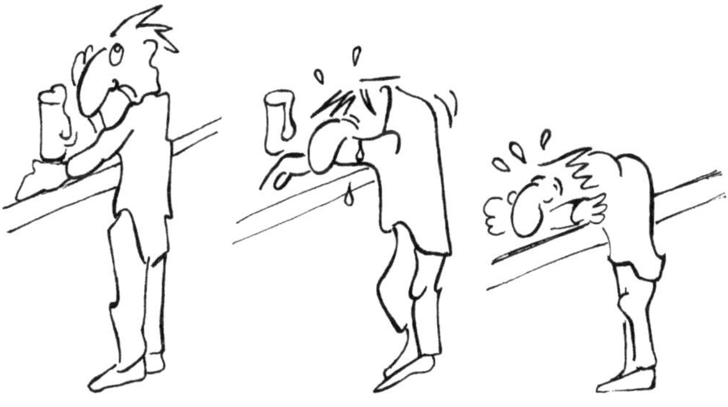

- ➔ Sorgen Sie für eine laute Umgebung: Hilfreich sind laute Arbeitsplätze, insbesondere viel ablenkendes Stimmengewirr, aber auch ein lauter Schlafplatz sind vorteilhaft; am besten ist es, Sie ziehen neben eine Autobahn, das hat mit hoher Wahrscheinlichkeit eine massive chronische Erhöhung aller physiologischen Prozesse zur Folge.

- ➔ Sorgen Sie ganz allgemein für hohe Belastungen in Ihrem Leben: Dies ist, wie Sie noch sehen werden, leider keine hinreichende Voraussetzung zur Entwicklung einer psychosomatischen Störung, aber es ist eine günstige Vorbedingung, die vieles erleichtert!
- ➔ Sorgen Sie dafür, daß auch sonst in Ihrem Leben viel schiefgeht: Fahren Sie ein altes Auto, das Sie laufend im Stich läßt; kaufen Sie ein baufälliges Haus, das Ihnen viel Ärger bereitet; legen Sie sich einen Hund zu, der absolut ungehorsam ist; ziehen Sie in eine Gegend, in der die Nachbarn unausstehlich sind; besuchen Sie möglichst oft Ihre schlechtgelaunte Schwiegermutter; trinken Sie mit Ihren Eltern Kaffee, um sich anzuhören, was Sie wieder alles falsch gemacht haben; zeigen Sie Mut zu Kreativität: Ihrer Phantasie sollten hier wirklich keine Grenzen gesetzt sein!
- ➔ Sorgen Sie für beruflichen Streß: Laden Sie sich viel Arbeit auf, machen Sie die Arbeit von Kollegen mit, machen Sie Überstunden; halsen Sie sich die

schwierigsten und chaotischsten Projekte auf; melden Sie sich, wenn Arbeiten vergeben werden, die sonst keiner haben will; nehmen Sie Arbeit mit nach Hause, arbeiten Sie am Wochenende!

- ➔ Viele unserer Klienten können nicht »nein« sagen, wenn ihnen jemand noch zusätzliche Arbeit aufhalsen will. Machen Sie es genauso, sagen Sie immer »ja«, wehren Sie sich nie! Dann riskieren Sie auch nie Ärger und Konflikte und streiten sich mit niemandem; ist doch toll, oder?
- ➔ Sorgen Sie für Konflikte mit Ihren Kollegen: Sorgen Sie dafür, daß Sie ständig anderer Meinung sind als die Kollegen; stellen Sie die Bedingungen dafür her, daß Sie gemobbt werden (andere ständig kritisieren, nörgeln, alles besser wissen; es geht leichter, als man denkt!); erledigen Sie Ihre Arbeiten nicht fristgerecht; meiden Sie Ihre Kollegen auf privater Ebene; schließen Sie sich von sozialen Aktivitäten aus!
- ➔ Eine sehr gute Strategie ist auch der »Besserwisser«: Sagen Sie den Kollegen immer, wie Sie es noch besser machen können, lassen Sie sie dadurch spüren, daß sie Dinge übersehen, nicht richtig durchdacht, fehlerhaft gemacht haben.

→ Sorgen Sie für Konflikte mit Ihrem Chef: Wenn der empfindlich ist, kritisieren Sie ihn häufig, erledigen Sie Aufträge nicht oder nicht so, wie er es haben will; stellen Sie ihn vor Mitarbeitern bloß; widersprechen Sie ihm häufig; falls Ihnen das schwerfällt, dann machen Sie es umgekehrt: Tun Sie alles, was er sagt, mucken Sie nicht auf, melden Sie keinerlei Bedürfnisse an, werden Sie zum Sklaven!

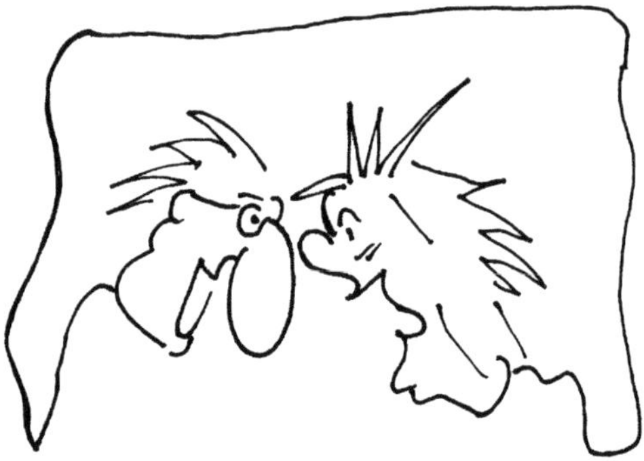

→ Sorgen Sie aber auch für häuslichen Streß: Streiten Sie sich häufig und intensiv mit Ihrer Frau, siedeln Sie einen Maulwurf in Ihrem Garten an; sorgen Sie dafür, daß es ständig Konflikte mit Ihren Schwiegereltern gibt, laden Sie sich Gäste ein, die Sie nicht leiden können!

→ Sorgen Sie auch für Freizeitstreß: Nutzen Sie die Golfpartie für geschäftliche Vereinbarungen; seien Sie im Tennisclub ehrgeizig, Sie wollen der beste Spieler des Clubs werden; tun Sie sich mit Leuten zusammen, die Ihnen unsympathisch sind! Also:

Weichen Sie keiner Belastung aus, stellen Sie sich allen Anforderungen, halten Sie alles aus, entfliehen Sie nie aus einer stressigen Situation!

Auf diese Weise bringen Sie Ihren Körper auf Trab; diejenigen Körpersysteme, die bei Ihnen stark reagieren, werden hochgepuscht; Sie verlangen Ihnen das Letzte ab! Und achten Sie vor allem darauf, daß die Belastungen *lange* anhalten! An vorübergehende Belastungen kann sich der Körper in der Regel anpassen; *die Systeme versagen aber in der Regel erst unter Dauerstreß.* Daher gönnen Sie sich keine Pause, halten Sie durch, Sie schaffen es!

Psychische Faktoren

Kommen wir nun zu den psychischen Faktoren – hier geht es vor allem um spezifische Verhaltensweisen sowie darum, bestimmte Einstellungen zu verfolgen und Situationen in bestimmter Weise zu interpretieren.

Zeitdruck

Eine besonders wichtige äußere Belastung ist Zeitdruck. Sorgen Sie möglichst dafür, daß Sie ständig unter Zeitdruck stehen! Und das nicht nur kurzfristig: Zeitdruck wirkt vor allem dann, wenn man ihm *lange* ausgesetzt ist.

✗ Hier einige praktische Tips:

Planen Sie auf gar keinen Fall Pausen zwischen Terminen ein; es kommt nicht in Frage, in Ruhe einen Kaffee zu trinken oder zur Besinnung zu kommen. Legen Sie einen Termin nach dem anderen; am besten ignorieren Sie auch, daß Sie den Raum wechseln müssen oder das Gebäude; ignorieren Sie einfach solche »Zwischenzeiten« und legen Sie trotzdem einen Termin unmittelbar auf den anderen. Ignorieren Sie auch, daß Sie zwischendurch telefonieren müssen; am besten, Sie ignorieren sogar, daß Sie etwas essen oder trinken oder auf die Toilette müssen. Auf diese Weise müssen Sie ständig neue Probleme lösen, stehen ständig vor neuen Herausforderungen. Selbst die trivialste Tätigkeit (wie z. B. ein Butterbrot zu essen) wird so zu einer schwierigen Belastungsprobe. Auf jeden Fall lassen Sie damit keinerlei Langeweile aufkommen. Sie glauben nicht, daß das möglich ist? Oh doch, es ist möglich! Nehmen Sie einen unserer Klienten, Herrn K. Er kam wegen Magenschmerzen und behauptete zunächst, er habe gar keinen Streß. Eine genaue Analyse seines Tagesablaufs zeigte aber, daß er so viel wie möglich in kürzester Zeit erledigen wollte. Seine Devise lautete: »Das schaffe ich auch noch!«. Und so kam er genau in die Situation: Er bemerkte am Abend, daß er nichts gegessen hatte, weil er die Mittagspause durchgearbeitet hatte.

Wenn Sie eine Arbeit annehmen, setzen Sie sich einen möglichst engen Zeitrahmen. Ignorieren Sie bei der Übernahme der Arbeit einfach, daß Sie noch zehn andere Aufträge auf dem Schreibtisch haben; sagen Sie Ihrem Chef einfach zu, den Auftrag bis morgen erledigt zu haben! Die Strategie, mehrere Aufträge gleichzeitig anzunehmen, ist hervorragend geeignet, um den Zeitdruck exponentiell zu erhöhen.

Es wird Sie sicherlich hin und wieder die Versuchung anspringen, etwas freie Zeit, Zeit für Erholung oder einfach nur Zeit, um zu sich selbst zu kommen, einzuplanen. Widerstehen Sie dieser Versuchung auf jeden Fall! Pausen sind nicht effektiv, sie sind Zeitverschwendung. Außerdem wissen Sie eh nicht, was Sie mit solchen »Zeitlöchern« anfangen sollen. Also stopfen Sie diese von Anfang an.

Lassen Sie sich auch morgens keine Zeit: Schlafen Sie bis zur letzten Minute; es gibt ja jetzt flüssiges Frühstück. Zeit zur Muße? Unnötig! Überflüssig! Fahren Sie auch erst im letzten Augenblick zur Arbeit los; auf diese Weise bringt Sie jeder kleine Stau in massive Schwierigkeiten.

Wenn Sie zu einem Termin müssen, gehen Sie dann bloß nicht ruhig und gelassen durch den Gang; hetzen Sie vielmehr von einem Termin zum anderen. Auf diese Weise können Sie es erreichen, ständig »unter Dampf« zu stehen, ständig angespannt zu sein, sich ständig unter Druck zu fühlen. Auch das allein wird nicht reichen, aber wir kommen der Sache schon näher.

💡 Alle Aspekte, die den Körper unter Daueranspannung halten, sind von Vorteil!

Zeitdruck führt zu einer stark erhöhten physiologischen Erregung; dauert der Druck an, führt es zu einer dauerhaften Übererregung: Streßhormone werden ausgeschüttet, das Immunsystem wird geschwächt, das Hormonsystem wird in Unordnung gebracht. Je länger Sie den Druck aufrechterhalten, desto größer ist die Chance, daß das eine oder andere Körpersystem nachhaltig geschädigt wird. Nur nicht verzagen! Bringen wir zu Ende, was wir angefangen haben!

Aufregung und Ärger

Es ist wichtig, während der Erledigung von Aufgaben keineswegs gelassen und entspannt zu sein! Wenn etwas schiefgeht, dann machen Sie sich klar,

- daß Sie das massiv behindert;
- daß diese Behinderung weitreichende Konsequenzen hat;
- daß Sie diese Behinderung keineswegs hinnehmen können;
- daß Sie diese Behinderung für eine Unverschämtheit halten;

➔ daß Sie massiv gegen den Behinderer vorgehen wollen!

Und dann regen Sie sich so stark auf, wie Sie können!

Hier gibt es zwei Varianten:

✗ Sie werden innerlich wütend, kochen vor sich hin, beschäftigen sich intensiv gedanklich mit den Ungerechtigkeiten und Behinderungen, lassen die Wut aber nicht raus; Sie behalten Ihre Wut für sich und werden nicht offen aggressiv. Ein solches Vorgehen ist dann besonders sinnvoll, wenn Sie Ihren Blutdruck erhöhen wollen; dann tun Sie das möglichst intensiv und möglichst oft.

Ratsam ist es hier vor allem, lange und intensiv über erlebte Ungerechtigkeiten, Blamagen, Demütigungen und ähnliches nachzudenken: Sich genau vorzustellen, was man erlebt hat, *wie* ungerecht es war, wie man sich rächen möchte, usw. Lassen Sie nicht von diesen Gedanken ab: Je heftiger und je länger Sie sich innerlich wütend machen, desto besser. Lassen Sie auch keine Entschuldigungen gelten. Dem Feind stehen keinerlei mildernde Umstände zu!

Oder Sie werden wütend und zeigen das auch offen nach außen: Sie schreien den Kollegen an, toben, laufen wütend auf und ab, schmeißen eventuell mit Gegenständen; Sie beruhigen sich nur allmählich und bemühen sich, den wütenden Zustand möglichst lange aufrechtzuerhalten. Diese Variante ist besonders hilfreich, wenn es Ihr Ziel ist, an einem Herzinfarkt zu sterben. Dieses Ziel ist sinnvoll, wenn man schnell und unmittelbar sterben möchte (wenn auch leider nicht schmerzlos). Dann ist es sinnvoll, sich möglichst oft und heftig aufzuregen, anstatt gelassen und ruhig zu reagieren.
Besonders günstig ist es hier, sich schon bei Kleinigkeiten aufzuregen, z. B. schon ordentlich Ärger zu machen, wenn der Freund oder die Freundin Pommes mitbringt, aber die extra-scharfe Soße vergessen hat; daß Sie ihn oder sie nicht vierteilen, ist ein unverdienter Gnadenakt. Auf diese Weise können Sie die dümmsten und alltäglichsten Situationen für Ihren Ärger nutzen. Denn würden Sie auf die wirklich schlimmen Situationen warten, dann könnten Sie sich natürlich nur ganz selten ärgern, und das wäre einfach zu schade.

Hoher psychischer Druck

Wenn Sie unangenehme Aufgaben erledigen müssen, wenn Sie unter Zeitdruck stehen, wenn Ihnen etwas nicht gefällt, dann denken Sie möglichst häufig darüber nach.

Es ist keineswegs damit getan, daß Sie unter hohem Druck stehen – wichtig ist vielmehr, daß Sie den Druck auch *spüren!*

Das gilt auch für solchen Druck, der objektiv gar nicht existiert, den Sie sich lediglich (effektiv) einreden.

Aber denken Sie um Gottes Willen nicht darüber nach, wie Sie das Problem *lösen* könnten, oder was Sie effektiv gegen das Problem *tun* könnten! Seien Sie auf keinen Fall handlungsorientiert! Das ist völlig falsch! Denken Sie vielmehr daran,

- ➔ wie schlimm alles ist;
- ➔ wie schwer Sie alles belastet;
- ➔ wie hilflos und ausgeliefert Sie sind;
- ➔ daß das Problem sich auch in Zukunft nicht ändern lassen wird;
- ➔ daß in Zukunft alles noch schlimmer wird;

- ➔ malen Sie sich möglichst plastisch aus, was und wie es schlimmer werden könnte.

Dieses Denken hat ganz eindeutige Vorteile: Es führt dazu, daß Sie auch dann unter Streß stehen, wenn von außen gar keine Belastungen an Sie herangetragen werden. Auf diese Art können Sie auch dann für (internen) Streß sorgen, wenn Sie

- ➔ sonntags gemütlich im Garten sitzen;
- ➔ abends im Bett liegen;
- ➔ vor dem Fernseher sitzen und Columbo gucken;
- ➔ ja, sogar, wenn Sie mit Freunden zusammen sind.

Machen Sie sich einfach klar,

- ➔ was in der nächsten Woche alles Schlimmes auf Sie zukommt;
- ➔ welche unangenehmen Aufgaben Sie zu bewältigen haben werden;
- ➔ daß Sie diesen Aufgaben kaum gewachsen sein werden;
- ➔ was alles Schlimmes passiert, falls Sie den Aufgaben nicht gewachsen sein werden.

Belastung rund um die Uhr, das ist doch wundervoll, eine sehr gute Bedingung für die Ausbildung einer psychosomatischen Erkrankung. Und nochmals: Stellen Sie die Gedanken keineswegs beiseite, machen Sie sich klar, daß Sie sich gedanklich auf das Schlimmste vorbereiten müssen; denken Sie aber auf keinen Fall über mögliche Lösungen, Problembewältigungen, eigene Fähigkeiten, mögliche Unterstützungen durch andere nach! Denn dann könnte Ihnen deutlich werden, daß viele der vorgestellten Probleme völlig übertrieben, leicht zu handhaben sind, daß die meisten phantasierten Konsequenzen gar nicht eintreten werden oder aber, daß es gar keinen Sinn macht, sich mit Problemen zu befassen, die man zur Zeit eh nicht lösen kann, die man aber lösen kann, wenn sie »dran« sind. Wenn Ihnen das jedoch deutlich würde, dann könnten Sie sich gar nicht mehr in Katastrophen hineinsteigern; der Sonntagnachmittag würde Ihnen unerträglich langweilig vorkommen!

Der richtige Umgang mit der Freizeit

Freizeit ist eigentlich Zeit zum Erholen und Regenerieren. Der Körper entspannt sich, die physiologischen Systeme harmonisieren sich, man »tankt Kraft«. Außerdem hat man Zeit für sich, um zu tun, was einem Spaß macht, um über sich nachzudenken, um Entscheidungen reifen zu lassen. Freizeit an Abenden, am Wochenende oder im Urlaub ist eine wichtige Zeit, um Ausgleich zu schaffen und das körperliche System zu schützen.

Freizeit ist daher Gift für die Entwicklung einer psychosomatischen Störung. Sie entwickeln diese Störung um so zuverlässiger, je eher und je rigoroser Sie auf Freizeit verzichten.

✗ Auch hierzu einige nützliche Tips:
Sehen Sie Freizeit als verlorene Zeit an: Man tut nichts Effektives, nutzt die Zeit nicht, langweilt sich, ist nicht produktiv. Sorgen Sie dafür, das Maß an Freizeit auf ein Minimum zu reduzieren. Wozu brauchen Sie Freizeit? Freizeit ist Zeitverschwendung! Wer will abends schon die Tagesschau sehen, mit den Kindern spielen oder in Ruhe mit seiner Frau essen? Wer will schon ein Wochenende im Garten verbringen, wenn man es kreativ am Schreibtisch nutzen könnte! Deshalb arbeiten Sie möglichst auch an Wochenenden oder nehmen Sie sich doch einfach Arbeit mit nach Hause. Berichte kann man

doch wunderbar zu Hause abfassen, Bilanzen am Swimmingpool prüfen. Auf diese Weise kann man Arbeit und Vergnügen sogar kombinieren!

Sorgen Sie auch dafür, daß Sie nicht zu früh Feierabend haben: In den Abendstunden arbeitet man besonders ungestört, da kann man viel wegarbeiten. Und was wollen Sie schon zu Hause – sich im Fernsehen die zehnte Wiederholung von »Und täglich grüßt das Murmeltier« ansehen? Lächerlich! Ihre Fähigkeiten werden am Schreibtisch weitaus besser genutzt! Dort kommen Sie weiter, dort haben Sie Erfolge! Dort spielt sich das eigentliche Leben ab!

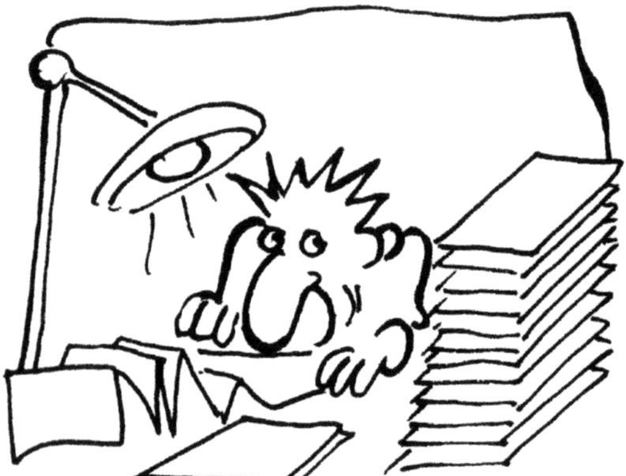

Achten Sie auch peinlich genau darauf, daß Ihr Terminkalender immer voll ist; auch langfristig. Sorgen Sie dafür, daß Sie immer gut zu tun haben, volle Auslastung ist die Devise. Und dies sollte auch dazu führen, daß pro Jahr höchstens zwei Wochen Urlaub drin sind; Sie sind einfach zu wichtig, um Ihre Zeit in Sri Lanka zu verbringen! Außerdem sollten Sie nicht durch lange Abwesenheiten die Kontrolle verlieren. Überhaupt reichen zwei Wochen, damit sich Ihr Körper entspannen kann; Ihr Körper ist belastbar, belastbarer als der Körper anderer Menschen!
Auf diese Weise können Sie für ein gewisses Grundniveau an Streß sorgen. Dies ist wirklich eine gute Voraussetzung für die Entwicklung einer psychosomatischen Störung.
Nicht, daß ich Sie entmutigen will, aber es zeigt sich, daß das alles in der Regel noch nicht zur Entwicklung einer voll ausgebildeten psychosomatischen Störung ausreicht. Leider müssen Sie noch mehr tun; aber keine Angst, Sie werden es schon schaffen!

3 Ratschläge für Fortgeschrittene

Der Umgang mit eigenen Gefühlen

Zur Bedeutung von Gefühlen

Viele Menschen glauben immer noch, Gefühle seien unwichtig, überflüssiges Beiwerk, gemessen am Denken irrelevant: Spock ist dafür ein gutes Beispiel. Psychologie und Evolutionsbiologie zeichnen jedoch inzwischen ein anderes Bild. Gefühle haben vielfältige Funktionen – sie dienen dem Ausdruck, der Kommunikation, der Gestaltung und Regulierung von Beziehungen und anderem. Die mit Abstand wichtigste Funktion von Gefühlen ist jedoch ihre *Informationsfunktion.* Gefühle informieren eine Person darüber, was ihr wichtig ist, was sie mag, was sie will; sie informieren darüber, ob mit dem Körper und der Psyche alles in Ordnung ist. Gefühle informieren auch über Störungen: ob man etwas nicht mag oder nicht will, ob etwas nicht stimmt, ob jemand die eigenen Grenzen verletzt, einem zu nahe kommt, ob man bedroht wird; auch: ob man etwas tun sollte, um eine Situation zu verändern. *Gefühle sind die zentrale Informationsquelle für eine effektive Selbstregulation:* Ohne diese Information weiß man gar nicht, was man will; man wird auf eigene Bedürfnisse nicht aufmerksam, man erkennt Störungen nicht, man weiß nicht, wann eine Situation in Ordnung ist und wann man etwas ändern muß.

Manchmal sind Gefühle sehr genau definiert und spezifisch, wie Freude, Glück, Angst oder Wut. Freude informiert einen darüber, daß man das bekommen hat, was man will und braucht; Glück sagt einem, daß eigene Bedürfnisse sehr gut befriedigt werden. Ärger informiert uns darüber, daß etwas passiert, was man nicht will und das man als ungerechtfertigt erlebt; jemand hat einen geschädigt, die eigenen Grenzen überschritten oder einen benachteiligt. Damit sagt uns Ärger aber auch, was uns wichtig ist und wo unsere Grenzen sind; er sagt uns auch, was wir von anderen erwarten. Angst informiert uns über mögliche Bedrohungen; darüber, daß etwas passieren könnte; Angst informiert uns über potentielle Gefahren; darüber, welche Situationen wir meiden sollten und wo wir vorsichtig sein sollten.

Gefühle müssen aber nicht immer derart klar und spezifisch sein. Manchmal hat man nur ein unklares und »dumpfes« Gefühl, daß etwas nicht stimmt; nehmen wir dieses Gefühl ernst, dann informiert es uns darüber, daß wir unseren Zustand genauer analysieren sollten, um festzustellen, was nicht stimmt. Manchmal drückt sich ein Gefühl erst nur körperlich aus: eine Spannung im Nacken, ein Grummeln im Bauch, ein Ziehen im Rücken. Dann kann es eine Weile dauern, bis man selbst versteht, was dieses Gefühl »bedeutet«. In aller Regel bedeutet es jedoch etwas, es weist auf etwas hin. Es hat einen hohen Informationswert – wenn man es beachtet, ernst nimmt und versucht, es zu verstehen! Nicht umsonst spricht man heute sogar von »emotionaler Intelligenz«, von der Fähigkeit, die Bedeutung von Gefühlen zu erkennen und die Gefühle als Ratgeber des eigenen Handelns zu verwenden.

Evolutionsbiologisch betrachtet sind Gefühlsverarbeitungssysteme weitaus älter als gedankliche Systeme, und sie sind weitaus grundlegender. Offenbar haben Emotionssysteme einen sehr deutlichen Überlebensvorteil geschaffen. Und das hat sich auch in der modernen Welt nicht geändert: Noch immer sind

Gefühlssysteme völlig grundlegend für eine Selbstregulation, für eine effektive Anpassung an die Umwelt, für die Regulation von Beziehungen und anderem. Ignoriert man Gefühle, nimmt man sie nicht wahr oder nicht ernst, dann schneidet man sich selbst von einer der wichtigsten und elementarsten biologischen Informationsquellen ab. Man kann dann nicht mehr wahrnehmen, was einem wirklich wichtig ist, was man will, was einen stört, ob es einem gut geht, ob man entspannt oder gestreßt ist, ob man bedroht oder glücklich ist usw.

Man nimmt vor allem nicht mehr wahr, was einen stört; wenn man Störungen aber nicht wahrnimmt, kann man sie auch nicht beseitigen. Damit führt das Ignorieren von Störungen aber dazu, daß diese bestehen bleiben – das Ignorieren konserviert die Störungen. Das ist eine der wichtigsten (und vielleicht trivialsten) Erkenntnisse der Problemlösungspsychologie: Ein Problem, das sich nicht erkennen, nicht definieren läßt, läßt sich in der Regel auch nicht lösen (außer vielleicht durch einen Zufallstreffer).

Inzwischen wird die Bedeutung von Gefühlen als wesentliche Informationsquelle für eine erfolgreiche Selbstregulation weitgehend anerkannt. Daniel Goleman nennt es »Emotionale Intelligenz« – er setzt die Fähigkeit, Gefühle wahrzunehmen und im eigenen Handeln zu berücksichtigen, in ihrer Bedeutung mit intellektuellen Leistungen gleich.

Störende Gefühle

Nach dem Gesagten wird es Ihnen vielleicht einleuchten, daß der folgende Rat zu dem Grundlegendsten gehört, was man zur Entwicklung einer psychosomatischen Störung tun kann:

Ignorieren Sie Ihre Gefühle!

Für die Entwicklung einer gut entwickelten psychosomatischen Störung ist es geradezu unabdingbar, *daß Sie Ihre Gefühle ignorieren.* Gefühlen gegenüber sollte man eine ähnliche Einstellung haben wie gegenüber roten Warnlampen am Auto. Am besten denkt man: »Warnlampen sind etwas für Mechaniker«, nimmt den Kaugummi aus dem Mund und klebt die Warnlampe zu. Auf diese Weise wird man nicht mehr irritiert und nicht mehr abgelenkt.

Sehr wahrscheinlich sind Gefühlsprozesse biologisch so elementar, daß man sie nicht wirklich verhindern oder unterdrücken kann. Man kann allerdings zwei Dinge tun, die schon recht wirksam sind:

➔ Man kann Gefühle weitgehend ignorieren!

➔ Man braucht Gefühle nicht ernst zu nehmen!

So bemerken viele unserer Klienten in manchen Situationen schon ein »diffuses Störgefühl« – ein Gefühl von »etwas stimmt nicht« oder »das sollte ich nicht tun«. Es ist nicht so sehr ein klarer Gedanke, es ist eher ein »Gespür« (so wie sich sogenannte »gefühlsmäßige Verarbeitungen« normalerweise bemerkbar machen). Aber die Klienten nehmen es nicht ernst; das Gefühl ist wie ein Ratgeber, der einem lästig ist und den man hartnäckig ignoriert. Manchmal versteht man auch nicht sofort, was er sagt; das aber nutzt man nur dazu, ihn noch leichter zu ignorieren, anstatt sich zu fragen, was er wohl bedeuten könnte.

Gefühle zu ignorieren bedeutet, daß man gar nicht darauf achtet, welche Gefühle man hat oder ob man in einer Situation überhaupt Gefühle hat. Man richtet seine Aufmerksamkeit systematisch von allem weg, was »fühlt«. Man ignoriert zum Beispiel Ärger; bei Angst konzentriert man sich auf eine Aufgabe; bei Scham arbeitet man einfach weiter; und auch bei

Freude denkt man an das, was noch getan werden muß. Wenn man dies eine Zeitlang trainiert, dann ignoriert man jedes aufkommende Gefühl ganz automatisch. Sobald es entsteht, konzentriert man sich auf andere Aspekte, man lernt eine *automatische Vermeidung.* Und wenn man diese dann noch etwas weiter trainiert, nimmt man schließlich gar keine Gefühle mehr wahr. Es ist nicht so, daß man keine mehr hätte. Gefühlsprozesse lassen sich nicht wirklich »abschalten«. Aber man bekommt keine Gefühle mehr mit, und das erscheint einem schließlich so, als hätte man gar keine Gefühle mehr.

Hat man so lange trainiert, daß man die Wahrnehmung von Gefühlen völlig automatisch vermeidet, dann kostet das keinerlei Anstrengung mehr – es geht buchstäblich wie von selbst. Ein solcher automatisierter Prozeß ist dann, wenn er erst einmal steht, nur noch sehr schwer wieder rückgängig zu machen: Man muß ihn nicht mehr bewußt einsetzen, man hat ihn damit aber auch nicht mehr unter Kontrolle. Wenn Sie soweit sind, wird Ihnen sicher klar, daß Ihnen damit eine tiefe und nachhaltige Beeinträchtigung der emotionalen Selbstregulation gelungen ist; der Rest müßte eine Kleinigkeit sein.

Eine andere Methode, die Selbstregulation zu stören, besteht darin, das Gefühl zu bemerken, es unter Umständen auszuleben (wie zum Beispiel massive Wut), die *Information,* die in diesem Gefühl steckt, jedoch zu ignorieren. So informiert einen Ärger normalerweise darüber, daß etwas geschieht, was man nicht will – eine Grenzverletzung oder eine Demütigung beispielsweise. Ärger kann einen aber auch darüber informieren, daß mit den eigenen Regeln und Standards etwas nicht stimmt. So kann man sich zum Beispiel ständig ärgern, weil man extrem empfindlich ist, oder aber, weil man extrem hohe Erwartungen an andere stellt. In jedem Fall kann Ärger ein Signal sein, sein Handeln, seine Standards, seine Verarbeitung zu überprüfen und zu überdenken. Und daraufhin könnte man unter Umständen etwas grundlegend ändern und den Ärger auf diese Weise nachhaltig beseitigen. Das alles könnte man, wenn man

- ➔ den Ärger ernst nimmt,
- ➔ den Ärger als wichtiges Signal betrachtet.

Tut man das jedoch nicht, nimmt man Gefühle nicht als wichtige Signale wahr, die einem etwas mitzuteilen haben, oder nimmt man sie nicht ernst, so hat das schlicht und einfach die gleichen Konsequenzen wie das Ignorieren der Gefühle.

Wenn Sie sich also dazu entschließen sollten, bestimmte Gefühle nicht zu ignorieren, sondern zuzulassen, auszuleben, dann sollten Sie zumindest die persönliche Bedeutung dieser Gefühle ignorieren. Gehen Sie einfach davon aus, das Gefühl besage eigentlich nichts, es enthalte schlicht keinerlei relevante Information über Sie selbst. Auf diese Weise können Sie auch dann eine emotionale Selbstregulationsstörung entwickeln, wenn Sie (zumindest manche) Gefühle wahrnehmen!

Wie so häufig erweist es sich hier als hilfreich, die richtigen Einstellungen zu haben. Sehr günstig ist eine Einstellung der Art: »Gefühle stören nur!« Gehen Sie einfach davon aus, daß Gefühle den »normalen«, reibungslosen Ablauf von Handlungen stören, Gefühle lenken ab, Gefühle machen auf Aspekte aufmerksam, die entweder völlig irrelevant sind oder die man sowieso nicht ändern kann; daher ist die Beschäftigung damit reine Zeitverschwendung. Gehen Sie davon aus, daß Gefühle das Leben durcheinanderbringen, lediglich Irritationen auslösen und die effektive Verfolgung wichtiger Ziele behindern. Wiederum ist Mr. Spock ein gutes Beispiel: Gefühle lenken von den eigentlichen, geistig höheren Funktionen ab, beeinträchtigen die Logik (nach der sowieso kein Mensch handelt, aber egal!) und stören die Rationalität.

Eine hilfreiche Einstellung ist auch die, sich völlig auf Rationalität zu verlassen, alle Probleme gedanklich zu lösen, nur Inhalte zuzulassen, die »rational«, vielleicht sogar »logisch« sind (Begründen Sie mal logisch, daß Sie sich verlieben! Viel Spaß bei dem Versuch! – Wobei Spaß auch eine Emotion ist.). Nicht, daß man Rationalität normalerweise ignorieren sollte, man sollte aber auch die emotionalen Verarbeitungen beachten. Denn zentral ist es, eine Balance zu schaffen zwischen Denken und Fühlen. Wenn Sie aber davon ausgehen, daß Fühlen Unsinn ist, dann haben Sie eine sehr gute Chance, diese Balance gründlich zu stören. Und sehr gut kann man Einseitigkeit herstellen. Hier eine Aufstellung der am besten geeigneten Einstellungen:

➔ Ich verlasse mich nur auf das, was »Fakt« ist!
➔ Ich folge immer der Logik!
➔ Was man nicht begründen kann, existiert nicht!
➔ Irrationale Aspekte spielen in meinem Leben keine Rolle!

- ➔ Aspekte von sich selbst, die man nicht versteht, spielen auch keine Rolle!
- ➔ Was nicht bewußt ist, ist irrelevant!

Wenn Sie über diese Einstellungen verfügen, bringen Sie die denkbar besten Voraussetzungen für die Entwicklung einer psychosomatischen Erkrankung mit. Diese Einstellungen wirken so zuverlässig, weil sie die emotionale Selbstregulation massiv beeinträchtigen. Dies geschieht auf eine von zwei Weisen:

- ➔ Die Person ignoriert Gefühle
  oder
- ➔ die Person ignoriert die Bedeutung von Gefühlen.

Zunächst zu Fall 1: Die Person ignoriert Gefühle. Falls Sie sich dafür entscheiden, dann sollten Sie zum einen Ihre Aufmerksamkeit möglichst schon von Situationen ablenken, die Gefühle auslösen. Wenn Sie eine Person ärgert, denken Sie nicht weiter daran. Denken Sie nicht an diese Person, nicht daran, was diese Person getan hat, nicht daran, was Sie daran stört und um Gottes Willen nicht daran, was Sie eigentlich möchten. Lenken Sie sich ab! Denken Sie an was Nettes, auf alle Fälle aber an etwas Anderes. Sagen sie sich: »Es bringt sowieso nichts, sich damit zu beschäftigen!«, oder: »Sich zu ärgern bringt eh nichts!«, oder: »Es ist alles halb so wild!«, oder: »Es ist mir nicht so wichtig!«

Wenn Sie sich zum Beispiel über Ihre Autowerkstatt ärgern, weil der Wagen nicht richtig repariert wurde, dann tun Sie am besten folgendes:

➔ Sie sagen sich, daß Ärger ein nutzloses und störendes Gefühl ist, das man am besten nicht haben sollte.
➔ Sie sagen sich, daß es keinen Zweck hat, sich zu beschweren, weil das sowieso nichts bringt.
➔ Sie sagen sich, daß es keinen Zweck hat, sich Gedanken zu machen.
➔ Und deshalb lenken Sie sich ab – Sie denken an etwas Angenehmes, an Ihre Arbeit oder ähnliches.
➔ Sie achten auch nicht auf Ihre Aufregung im Körper oder auf andere körperliche Prozesse; Sie blenden diese völlig aus Ihrer Aufmerksamkeit aus.

Wenn Ihnen das richtig gut gelingt, dann schaffen Sie sich hervorragende Bedingungen, eine psychosomatische Darmerkrankung zu entwickeln. Damit müssen Sie sich nicht gegenüber einer Herzerkrankung zweitklassig fühlen: Eine solche Erkrankung ist unangenehm, stark behindernd und kann durchaus tödlich verlaufen.

Bei den ersten Versuchen, den eigenen Ärger zu kontrollieren, mag Ihnen das schwerfallen; aber je mehr Sie trainieren, desto besser werden Sie. Mit der Zeit gelingt es Ihnen mühelos, Ihre Gedanken von dem unangenehmen Geschehen abzuziehen; und es gelingt Ihnen immer besser, Ihre körperlichen Reaktionen aus Ihrer Aufmerksamkeit auszublenden. Nur Mut! Übung macht den Meister!

Und sollte es Ihnen wider Erwarten einmal nicht gelingen, Ihre Gefühle zu ignorieren, dann, bitte, nehmen Sie sie zumindest nicht ernst. Machen Sie sich deutlich,

- ➔ daß Gefühle unnütz sind;
- ➔ daß Gefühle nur stören;
- ➔ daß man Gefühlen nicht nachgeben sollte;
- ➔ daß einen Gefühle lediglich von Wichtigem abhalten.

Nun zu Fall 2: Die Person nimmt die Bedeutung der Gefühle nicht wahr oder nicht ernst. Dies gilt z.B. dann, wenn Sie Ärger (auch massiven) zulassen, der Ärger Sie aber nicht dazu bringt, etwas Grundlegendes zu verändern: Sie analysieren die Situation nicht, finden nicht den Grund des Ärgers heraus (nämlich Ihre ungünstige Einstellung!) und beseitigen ihn nicht. Dadurch ärgern Sie sich immer und immer wieder, bis Sie es zu einer ausgewachsenen Herzerkrankung gebracht haben.

Vermasseln Sie sich nicht die Chance, Psychosomatiker zu werden!

Machen Sie auf keinen Fall den Fehler, Gefühle für relevant zu halten und sich zu fragen, wieso Sie sich jetzt so fühlen, wie Sie sich fühlen, was das bedeutet oder gar, was Sie jetzt tun sollten! Folgen Sie also auf gar keinen Fall den Hinweisen, die Ihnen Ihr Gefühl gibt: Hinweisen auf eine Störung, darauf, daß Sie sich durchsetzen sollten, daß Sie sich wehren sollten, daß Sie etwas ändern sollten, daß in Ihrem Leben etwas nicht stimmt.

Wenn Sie Ihre Gefühle ernst nehmen und ihnen folgen, vermasseln Sie sich grundsätzlich die Chance, Psychosomatiker zu werden!

Denn das Potential, das im Ignorieren eigener Gefühle steckt, ist gewaltig – wenn man seine Gefühle ignoriert, weiß man nicht, was einen stört, man weiß nicht, was man will, man wird nicht mehr informiert, wenn etwas im Leben grundlegend falsch läuft. Das aber bedeutet, daß man nicht mehr über grundlegende Probleme informiert wird: Man kann diese Probleme nicht mehr erkennen, kann sie nicht mehr identifizieren und definieren. Wenn man sie aber nicht mehr erkennen, identifizieren und definieren kann, kann man sie auch nicht mehr grundlegend lösen. Zwar schafft man durch das Ignorieren immer wieder kurzfristig Entlastung, langfristig bleiben die Probleme jedoch bestehen und wirken weiter und weiter belastend; und je mehr Probleme man ignoriert, desto mehr Probleme hat man und konserviert man. Auf diese Weise kann man eine beträchtliche Anzahl von Problemen anhäufen. Einige sind klein, andere mäßig und wieder andere sind ziemlich groß; die belastende Wirkung aller Probleme summiert sich jedoch, und auf diese Weise kann man ein gewaltiges Streßpotential anhäufen – ein Streßpotential, *von dem man zutiefst überzeugt ist, daß man es gar nicht hat.* Denn aufgrund der Ignorierung nimmt man ja keine Probleme wahr. Man kann also das Schaffen von Problemen wunderbar mit dem Bewußtsein verbinden, gar keine Probleme zu haben. Das soll Ihnen erst mal einer nachmachen (na ja, genaugenommen kann das jeder Psychosomatiker; aber dazu muß man erst mal gehören). Wie Sie unschwer erkennen werden, ist dieser Mechanismus Gold wert – er ist eine der idealsten Methoden, Streß zu erzeugen, hochelegant und hochwirksam. Und unauffällig. Lassen Sie sich diese Chance nicht entgehen. Ignorieren Sie Ihre Gefühle! Kleben Sie sämtliche Warnlampen und Anzeigen in Ihrem Auto zu; wenn Sie dann auch noch aufhören, das Auto zu warten, ist Ihnen der Schrottplatz sicher! Nur: Motoren kann man ersetzen, Darmgewebe ist aber knapp und Herzmuskelgewebe ist noch knapper. Aber das sollte Sie natürlich nicht beeindrucken – *Ihrem* Herzen wird schon nichts passieren!

Das gesundheitsschädigende Potential, das im Ignorieren eigener Gefühle steckt, läßt sich natürlich nur dann voll ausschöpfen, wenn man ganz konsequent ist. Wenn Sie sich unwohl fühlen und nicht wissen wieso, gehen Sie dem Gefühl auf keinen Fall nach; machen Sie sich klar, daß eine Beschäftigung damit alles noch schlimmer machen würde. Sagen Sie sich vielmehr, daß alles in Ordnung ist, daß es Ihnen eigentlich gut geht und Sie im Grunde ganz zufrieden sind. Lassen Sie sich also durch »Störungen«, durch »Störgefühle«, durch ein »Grummeln im Bauch« oder ähnliches auf keinen Fall ins Bockshorn jagen. Gefühle sind irrelevant, und damit basta! Immer und in allen Situationen!

Um hier ein grundlegendes Mißverständnis zu vermeiden, möchte ich diese Aspekte noch etwas stärker präzisieren. Was Sie, wenn es sich gar nicht vermeiden läßt, aufgrund von Gefühlen durchaus dürfen, ist, sich *Sorgen* zu machen: darüber grübeln,

- ➔ wie schlimm alles ist;
- ➔ was Sie alles falsch gemacht haben;
- ➔ daß es noch schlimmer wird, usw.

Dieser Umgang mit Gefühlen führt todsicher nicht zu Lösungen, sondern zu einem Anwachsen des Stresses. Wenn Sie also schon Gefühle beachten, dann kommen Sie daraufhin ins Grübeln.

Nutzen Sie Ihre Gefühle aber auf keinen Fall dazu,

- ➔ das Problem konstruktiv zu analysieren;
- ➔ Entscheidungen zu treffen;
- ➔ Lösungen zu entwickeln;
- ➔ zu handeln, um das Problem zu lösen.

Wenn Sie Gefühle *dafür* nutzen, dann sabotieren Sie heftig Ihre Psychosomatik, und das wäre zu schade!

Jetzt haben Sie die Grundlagen für die Entwicklung einer psychosomatischen Störung gelegt. Wenn Sie es nun noch schaffen, für äußere Belastung zu sorgen, müßten Sie es eigentlich innerhalb eines Jahres geschafft haben. Aber es gibt noch ein paar Feinheiten: Um ein wirklicher Meister zu werden, sollten Sie mehr können. Nur Mut!

Körpersignale

Wenn Sie wirklich eine qualitativ hochwertige psychosomatische Störung entwickeln wollen, dann dürfen Sie natürlich nicht sensibel sein für Ihren eigenen Körper. Sie sollten vielmehr so gut wie alle Körperprozesse völlig ignorieren. Denn sonst bekommen Sie womöglich mit, daß Sie sich belastet fühlen, daß Sie erschöpft sind, daß Sie den Eindruck haben, urlaubsreif zu sein. Und dann folgen Sie möglicherweise sogar diesen Signalen: Sie machen eine Pause, treten in der Arbeit kürzer, machen Urlaub, bauen Belastungen ab. Dies alles wirkt sich natürlich auf die Entwicklung einer psychosomatischen Störung verheerend aus – es könnte der Störung den Boden der Entwicklung entziehen! Daher gilt es, solche Fehler grundsätzlich zu vermeiden. Die Devise heißt:

Ignorieren Sie Ihren Körper!

Das ist ein weiterer wichtiger Aspekt: Achten Sie auch nicht auf das, was Sie im Körper spüren. Konzentrieren Sie sich auf gar keinen Fall auf Ihre Körperempfindungen, denn dann könnte Ihnen spontan etwas von Ihren eigenen Bedürfnissen deutlich werden. Verhindern Sie das auf alle Fälle. Machen Sie sich vielmehr klar, daß Körperempfindungen physiologischer Müll sind, unnötiges Rauschen, das man am besten ausblenden sollte. Ignorieren Sie es; wenn es nicht anders geht, hören Sie Radio, fahren Sie Auto, um sich effektiv abzulenken. Das gilt natürlich auch für körperliche Symptome einer beginnenden psychosomatischen Erkrankung. Diese sollten Sie ebenfalls ganz gezielt ignorieren.

Sollten Sie zum Beispiel chronisch unzufrieden sein und das spüren, vielleicht auch körperlich, möglicherweise durch eine Verspannung im Nacken, dann nehmen Sie das auf keinen Fall als möglichen Hinweis darauf, daß etwas nicht stimmt und daß Sie etwas ändern sollten. Gehen Sie einfach davon aus, daß es etwas »Organisches« ist, lassen Sie sich massieren oder schlucken Sie ganz einfach ein paar Schmerztabletten.

Wenn Sie mit Ihrem Chef sprechen und ein diffuses Störgefühl erleben, dann gehen Sie dem nicht weiter nach; fragen Sie sich nicht, wodurch es zustande kommt oder was es bedeutet. Sagen Sie sich einfach:

➔ Unklare Gefühle bedeuten nichts!

➔ Unklare Gefühle kann man nicht klären!

➔ Unklare Gefühle lenken ab und stören!

Daher bemühen Sie sich nach Kräften, das Gefühl zu ignorieren!

Viele emotionale Verarbeitungen machen sich in diffusen Körperempfindungen bemerkbar, wie Druck in der Brust, Anspannung im Bauch, Verspannung der Stirn oder ähnlichem. In der Regel gehen diese Reaktionen auf bedeutsame Verarbeitungen zurück, d. h. sie »bedeuten« etwas, was man herausbekommen kann. Wichtig ist es hier aber, diese Reaktionen systematisch zu mißachten oder sie alle für unbedeutend und vielleicht sogar für störend zu halten. Am besten stellen Sie sich auf den Standpunkt: Mein Körper soll mir klar und deutlich sagen, was er will; diffuse Botschaften nehme ich grundsätzlich nicht zur Kenntnis!

Eine unserer Klientinnen kam in Therapie und behauptete, sehr genau auf ihren Körper zu achten und alles genau wahrnehmen zu können. Wir testeten das mit einem Versuchsaufbau, der gerade für ein Experiment fertiggestellt war und mit dem man die Genauigkeit der Körperwahrnehmung messen kann. Tatsächlich bemerkte die Klientin so gut wie gar nichts, ihre Angaben waren rein zufällig. Trotzdem glaubte sie immer noch, ihren Körperzustand genau einschätzen zu können. Und auch experimentell kann man sagen: Das, was die Personen glauben, entspricht oft nicht der Realität.

Auch hier helfen bestimmte Einstellungen weiter. Gehen Sie am besten davon aus, daß Ihr Körper wie *eine Maschine ist, die schlicht und ergreifend zu funktionieren hat!* Und das bedeutet auch: Diese Maschine hat keine Ansprüche zu stellen, sich nicht zu melden und keine Zicken zu machen! Wie eine gute Maschine sollte Ihr Körper auch nur sehr wenig Wartung benötigen – etwas zu essen, zu trinken und etwas Schlaf. Damit hat er zufrieden zu sein. Wenn der Körper mal nicht richtig funktioniert, betrachten Sie es am besten als vorübergehende Funktionsstörung, die sich schon wieder geben wird: Wenn man darauf achtet, macht man alles nur noch schlimmer. Der Körper wird sich schon selbst zu helfen wissen. Und wenn es wirklich gar nicht anders geht, dann wirft man eine Aspirin ein; allenfalls bleibt man mal einen Tag im Bett, aber das muß die absolute Ausnahme bleiben!

Sehr nützlich ist es auch in diesem Zusammenhang, wenn Sie selbst *massive Rückmeldungen* nicht ernst nehmen: Körper haben manchmal die dumme Angewohnheit, auf Vernachlässigung heftiger zu reagieren. Sie senden dann Signale, die sich nicht mehr ohne weiteres ignorieren lassen; sie reagieren mit Kopfschmerzen, Bauchschmerzen, Durchfall, Entzündungen, Infektionen. Nehmen Sie solche Signale auf keinen Fall ernst! Gehen Sie davon aus, daß die Reaktionen Ihres Körpers *mit Ihrem eigenen Verhalten überhaupt nichts zu tun haben.* Kopfschmerzen liegen am Wetter, der Durchfall an einem Virus, die erhöhte Infektionsneigung geht auf stärker virulente Virenstämme zurück. Das alles sagt nichts über Ihr Leben, Ihr Verhalten, Ihre Probleme aus. *Ihr Körper und Sie haben praktisch nichts miteinander zu tun.* Das ist eine ganz wichtige Einstellung (und der erste Schritt, ein Fortgeschrittener zu werden): Ihr Körper funktioniert praktisch unabhängig von Ihnen, völlig losgelöst und eigenständig. Warum sollte der Körper auf Belastungen, Konflikte, Probleme reagieren? Warum sollte das Immunsystem, das autonome Nervensystem oder das endokrine System auf psychische Faktoren anspringen? Körper und Geist sind doch zwei Welten, die nichts miteinander zu tun haben. Wiederholen Sie ruhig diesen klassischen Descartesschen Irrtum und lesen Sie auf keinen Fall Antonio Damasio. Dieser Descartesschen Vorstellung zu folgen, ist doch sehr naheliegend: Der Geist ist etwas, was völlig unabhängig vom Körper funktioniert (das Gehirn ist nebensächlich, es ist lediglich der »Sitz« des Geistes); damit kann sich der Geist aber auch über den Körper erheben, ja, sogar körperliche Prozesse insgesamt geringschätzen. Der Körper ist nur ein lästiges »Anhängsel« des Geistes, der »Käfig des Geistes«, den man zwar nicht abstreifen, aber zumindest hartnäckig ignorieren kann.

Und umgekehrt funktioniert der Körper nach rein »somatischen« Prinzipien, unbeeinflußt von psychischen Prozessen.

Sollten Sie schon soweit sein, daß Sie eine psychosomatische Störung entwickelt haben, dann sollten Sie auch deren Symptome so lange wie möglich ignorieren. Lassen Sie sich auf keinen Fall von Ihrem Körper unterkriegen! Besonders effektiv ist es, bei einer bestehenden Herzerkrankung Symptome zu ignorieren. Dadurch verzichten Sie nämlich auf die Möglichkeit, einen beginnenden Herzinfarkt rechtzeitig zu erkennen und möglicherweise noch abzuwenden. Deshalb sagen Sie sich: Es ist alles nicht so schlimm, das Herz beruhigt sich schon wieder, vor allem, wenn man es gar nicht beachtet! Schmerzen in der Brust vergehen (tatsächlich lassen sie nach Eintritt des Todes nach), man muß sich nur kurz (!) setzen und etwas verschnaufen. Die Versicherungen freuen sich, haben sie doch einen kostspieligen Patienten weniger.

Ursachen und Wirkungen

Die skizzierte Einstellung ist äußerst hilfreich bei der Entwicklung einer psychosomatischen Störung. Und solche Einstellungen werden auch noch durch bestimmte Reaktionseigenheiten des Körpers gefördert, die die Wahrnehmung sogenannter »Kontingenzen«

erschweren. Eine Kontingenz ist das zeitliche Zusammentreffen von Ursache und Wirkung: Folgt die Wirkung schnell nach der Ursache, dann ist es meist relativ einfach, die Ursache zu bestimmen. Dauert es dagegen lange, bis nach der Ursache die Wirkung eintritt, dann ist es oft schwierig, die Ursache zu identifizieren.

Einige körperliche Systeme reagieren relativ träge und damit zeitverzögert – das Magen-Darm-System beispielsweise, oder das Immunsystem. Belastungen wirken sich deshalb nicht unmittelbar aus, sondern erst nach einiger Zeit. Wenn ich heute einen Ehekrach habe, dann habe ich vielleicht morgen oder übermorgen Durchfall. Wenn ich jetzt unter Anspannung stehe, reagiere ich erst nach einigen Tagen mit verminderter Infektionsabwehr. Personen sind jedoch im allgemeinen sehr schlecht darin, zeitlich versetzte Ereignisse noch als zusammengehörig wahrzunehmen (insbesondere dann, wenn sie auch gar nicht auf Probleme achten, da sie ohnehin davon ausgehen, keine zu haben). Daher sagen Psychosomatiker oft: »Meine körperlichen Reaktionen haben mit Streß nichts zu tun. Ich bekomme den Durchfall gar nicht, wenn ich belastet bin, sondern am Wochenende oder Abend, wenn ich nicht im Streß bin. Daher haben diese Reaktionen mit meiner Psyche nichts zu tun.« Die fehlende Kontingenz zwischen Belastung und Reaktion wird somit als Beweis dafür angeführt, daß psychische Faktoren keinen Einfluß auf den Körper haben können. Und deshalb braucht man sich mit psychischen Faktoren auch nicht weiter zu beschäftigen.

Es ist geradezu ideal, wenn Sie das glauben: daß die Tatsache, daß körperliche Reaktionen dann auftauchen, wenn Sie gar nicht belastet sind, beweist, daß Ihre körperlichen Reaktionen mit Ihrer Psyche nichts zu tun haben. Wenn Sie das nämlich glauben, dann kommen Sie nie auf die Idee, Ihr Körper könnte Ihnen relevante Signale geben. Das hilft Ihnen natürlich sehr dabei, die Signale zu ignorieren. Damit sind Sie lediglich konsequent. Und das zahlt sich in der Entwicklung einer Psychosomatik aus.

Beachten von Streßfaktoren

Wichtig ist es auch, daß Sie überhaupt alles ignorieren, was Sie belastet, unter Druck setzt, streßt. Dies ist aber auch nicht so schwierig, wie man vielleicht denken könnte. Die meisten Belastungen sind nämlich, einzeln betrachtet, relativ gering. Dummerweise wirken sie jedoch kumulativ, d. h. sie addieren sich in ihrer Wirkung. Es kann sein, daß jeder einzelne Belastungsfaktor recht unscheinbar ist:

- ➔ Streit mit Ihrem Partner am Frühstückstisch;
- ➔ im Stau zu stehen;
- ➔ vergebliche Suche nach einem Parkplatz;
- ➔ Konflikt mit einem Arbeitskollegen;
- ➔ Ärger mit dem Chef;
- ➔ ein zusätzlicher Auftrag, der erledigt werden muß;
- ➔ Ärger mit einem Kunden, usw.

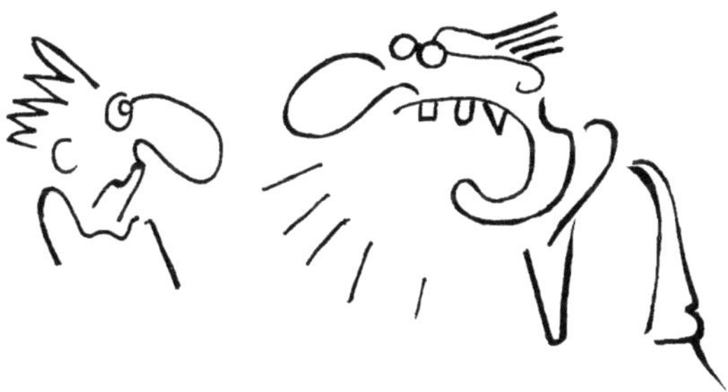

Alle diese Faktoren *wirken nun zusammen,* um eine *Gesamtbelastung* aufzubauen. Betrachtet man jeden einzelnen Faktor für sich allein, dann kommt man zu dem Schluß: »Das ist doch nichts, davon kann man doch nicht krank werden!« Und deshalb haben die wirklich erfolgreichen Psychosomatiker auch Sprüche drauf wie:

➔ »Ich habe keinen Streß!«
➔ »Ich habe nicht mehr Streß als andere!«
➔ »Der Streß ist doch völlig normal!«

Vergessen wird dabei völlig, daß sich kleine toxische Wirkungen zu einer großen toxischen Wirkung addieren; es ist die Gesamtbelastung, die den Streß ausmacht.

Es gibt aber noch einen anderen, ziemlich verheerenden Mechanismus: Der Organismus paßt sich an Belastungen an. Sie kennen sicher ein Beispiel dafür, was passiert, wenn man an eine laute Straße zieht. Man kann in den ersten Nächten nicht schlafen, aber dann gewöhnt man sich allmählich daran. Der Organismus stellt sich dadurch auf den Streß ein, daß er den Streß aus dem Bewußtsein ausklammert: Man nimmt ihn nicht mehr wahr. Daraus schließen viele Psychosomatiker (fälschlicherweise), daß sie nicht mehr auf den Streß reagieren. Dies ist ein sehr wichtiger Irrtum, der für die Entwicklung einer psychosomatischen Störung sehr hilfreich ist. Denn das genaue Gegenteil ist der Fall. Der Körper reagiert nach wie vor auf den Streß (wie z. B. physiologische Schlafmessungen von Anwohnern an lauten Straßen zeigen); das einzige, was sich ändert, ist, daß man den Streß nicht mehr bemerkt! Das ist aber geradezu ideal, denn wenn man Belastungen nicht mehr bemerkt, kann man nicht mehr das Geringste dagegen tun: Man sorgt damit dafür, daß die Belastungen bestehen bleiben, ja, man halst sich immer mehr davon auf. Deshalb trauen Sie keinem Psychosomatiker, wenn er behauptet, er habe keinen Streß. Was stimmt, ist, daß er keinen bemerkt; das besagt aber gar nichts darüber, wie viel Streß er tatsächlich hat. Aussagen von Psychosomatikern sind in dieser Hinsicht völlig unzuverlässig!

Und das sollte Ihnen zeigen, wo's langgeht. Vertrauen Sie auf Ihre Anpassung. Glauben Sie sich selbst, wenn Sie den Eindruck haben, Sie hätten keinen Streß. Stellen Sie diesen Eindruck auf gar keinen Fall in Frage und analysieren Sie auf keinen Fall Ihre Umwelt nach versteckten, unscheinbaren Streßquellen! Sie machen sich Ihre ganze schöne psychosomatische Entwicklung kaputt.

Hilfreich sind diese Mechanismen auch deshalb, weil sie zu der Überzeugung führen, man bräuchte keine Hilfe bei der Analyse oder im Umgang mit Belastungen.

Auf diese Weise kommt man dann auch nie auf die Idee, einen Psychologen aufzusuchen. Und das ist gut so. Denn der könnte einem möglicherweise aus dem ganzen Schlamassel raushelfen, und das würde natürlich die Psychosomatik erheblich beeinträchtigen.

Beachten von Erschöpfung

Ganz wichtig ist es auch, das körperliche Signal der *Erschöpfung* zu ignorieren. Erschöpfung macht sich in einer Reihe von Indikatoren bemerkbar: Müdigkeit, leichte Ermüdbarkeit, Unruhe, Konzentrationsschwierigkeiten, Unlust, Gereiztheit, Schlafstörungen usw. Im Grunde könnte man alle diese Signale als Aufforderung nutzen, sich auszuruhen – einen Tag Pause zu machen, Urlaub zu machen, Belastungen abzubauen usw. Ein solches Verhalten verträgt sich aber nur schlecht mit der Ausbildung einer Psychosomatik. Deshalb ignoriert man diese Signale am besten. Man sagt sich, daß es schon nicht so schlimm ist, man macht sich klar, daß man über unerschöpfliche Kräfte verfügt, daß man unzerstörbar ist (eine besonders wichtige Einstellung!), daß sich das Gefühl »wieder gibt«, daß man ja schon »eine Stunde« Pause gemacht hat, daß ein Glas Rotwein einen wieder nach vorn bringt. Auf Erschöpfung nicht zu reagieren, ist für das Überschreiten der Belastbarkeitsgrenze von sehr großer Bedeutung; deshalb: Spielen Sie Erschöpfung herunter! Nehmen Sie sie nicht ernst! Verlangen Sie sich das Äußerste ab! Ein Workaholic kennt keinen Schmerz! Ich gehe auf dem Zahnfleisch ins Büro, und wenn es das Letzte ist, was ich tue! Ich lasse mir doch nicht von einem albernen Körper vorschreiben, wann ich was zu machen habe! Solche Einstellungen sind goldrichtig; sie führen geradewegs in die Psychosomatik!

Hält der Körper die andauernde Belastung nicht mehr aus und reagiert eines Ihrer Körpersysteme dann schließlich mit einer psychosomatischen Erkrankung, dann ist es hilfreich, selbst dies nicht als (letztes!) Alarmsignal des Körpers zu interpretieren. Bitte, glauben Sie fest daran, daß auch diese Körperreaktion nichts mit psychischen Prozessen zu tun hat; nehmen Sie auch Leute nicht ernst, die Ihnen sagen, Sie hätten eine psychosomatische Erkrankung: Was wissen die schon? Sie sind ganz sicher, daß Sie keine Probleme haben oder zumindest nicht mehr Probleme als die Kollegen, die keine psychosomatische Erkrankung haben! An Ihren Einstellungen oder Verarbeitungen ist doch nichts Besonderes, also müssen Sie sich auch nicht weiter damit beschäftigen! Glauben Sie fest daran, daß die Krankheit somatisch bedingt ist; bleiben Sie bei Ihrem Arzt, suchen Sie keinesfalls eine so obskure Person wie einen Psychologen oder Psychotherapeuten auf. Schlucken Sie statt dessen Ihre Medikamente, gehen Sie zweimal pro Jahr ins Krankenhaus, machen Sie zusätzliche und unnötige medizinische Diagnostiken; kurz: Tun Sie alles dafür, daß die Krankheit chronisch wird! Ihre psychosomatische Erkrankung wird es Ihnen danken! Denn wenn Sie eine Erkrankung, die wesentlich auf psychische Prozesse zurückgeht, rein somatisch behandeln, dann suchen Sie den Schlüssel unter der Lampe, weil es dort hell ist, obwohl Sie ihn auf dem dunklen Feld verloren haben. Sie behandeln die Krankheit an einer Stelle, an der ihre Ursache gar nicht sitzt. Und damit wird sich die Krankheit dann auch nicht beseitigen lassen. Sie läßt sich zwar immer wieder abmildern und manchmal auch für eine Zeitlang zum Schweigen bringen; beseitigen läßt sie sich allerdings nicht. Somit legen Sie nicht nur den Grundstein für die *Entwicklung* einer solchen Krankheit; Sie tun damit auch alles in Ihrer Macht Stehende, *um die Krankheit lange zu behalten!* Recht so!

Augen zu und durch!

Ein besonders wesentlicher Aspekt daran, seine Gefühle und seinen körperlichen Zustand zu ignorieren, besteht darin, durchzuhalten, auszuhalten. Lassen Sie sich nicht durch Erschöpfung, Unwohlsein oder Krankheit von Ihren Pflichten, Ihrer Arbeit oder dem, was immer Sie vorhaben, abbringen!

✗ Hier einige praktische Tips:

Wenn Sie zum Beispiel stark erkältet sind und eigentlich mit einer Wärmflasche ins Bett gehören, lassen Sie sich nicht davon abhalten (auch nicht von Ihrem Partner!), ins Büro zu gehen und den Tag durchzuhalten! Sagen Sie sich, daß Sie unentbehrlich sind, daß man Sie braucht, daß ohne Sie nichts läuft, das Chaos ausbricht. Machen Sie sich auch deutlich, daß Sie sich auf keinen Fall von einer albernen Erkältung vorschreiben lassen, was Sie zu tun haben. Darüber hinaus halten Sie sich für unendlich resistent, für grenzenlos widerstandsfähig und absolut belastbar: Sie halten das aus, Ihr Körper verkraftet das (mit links!).

Selbst wenn Sie schon Symptome einer psychosomatischen Erkrankung entwickelt haben sollten, lassen Sie sich dadurch nicht unterkriegen (und schon gar nicht unterdrücken!). Gehen Sie einfach Ihren beruflichen Verpflichtungen nach, als wäre nichts geschehen. Die Schmerzen werden schon nicht so schlimm sein und vor allem: Was einen nicht umbringt, macht einen nur härter!

Es ist ziemlich wichtig, daß Sie diesen Rat konsequent beherzigen, denn dadurch verhindern Sie nicht nur, daß Sie zu einem Weichei verkümmern, Sie verhindern auch, daß Ihre psychosomatische Erkrankung verkümmert!

Die Einstellung: »Ich muß alles aushalten!« verbindet man trefflich mit der Überzeugung: »Meinem Körper kann nichts passieren!«. Auf diese Weise hält man sich für Superman oder Superwoman: Der Körper ist hart wie Stahl, das Darmgewebe besteht aus unzerreißbarer Kunstfaser und das Herz aus hochwertigstem Leder! Das alles ist unkaputtbar! Diese maßlose Selbstüberschätzung ist eine sehr gute Voraussetzung dafür, den eigenen Organismus ständig und anhaltend zu überlasten. Man fährt sozusagen pausenlos im roten Bereich, allerdings, ohne das auch nur im geringsten wahrzunehmen. Das ist sicher der Rat, den Sie jedem geben würden, der sein Auto ganz schnell verschrotten will: Warten Sie das Auto niemals, wechseln Sie das Öl nicht, kontrollieren Sie nicht den Reifendruck und nicht das Kühlwasser, kleben Sie alle Warnlampen zu und fahren Sie im zweiten Gang 100!

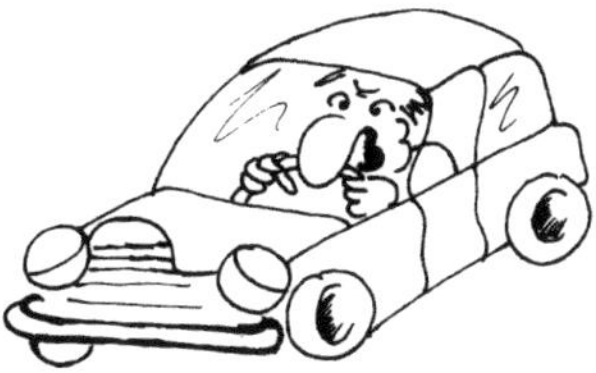

Wenn Ihnen die Ratschläge irgendwie absonderlich vorkommen, denken Sie daran, was Sie alles dadurch gewinnen:

- ➔ Sie werden nahezu grenzenlos leistungsfähig (eine gewisse Zeitlang)!
- ➔ Sie können das Gefängnis Ihres Körpers überwinden (vorübergehend)!
- ➔ Sie müssen auf nichts mehr Rücksicht nehmen (bis Sie zusammenbrechen)!

Na, ist das nicht ein tolles Gefühl? Sie haben sich fast von den Fesseln des irdischen Daseins befreit! Nur schade, daß Ihnen Ihr Körper irgendwann die Rechnung für diese Hybris präsentiert!

4 Der Ratgeber für die Profis

Sollten Sie all die bisher gegebenen Ratschläge beherzigen und umsetzen können, dann sind Sie in der Lage, in die Profi-Liga der Psychosomatiker aufzusteigen. Ein Aspekt, der wirkliche Profis auszeichnet, ist, daß sie kaum noch oder gar keinen äußeren Streß mehr brauchen, um ihren Körper auf Trab zu halten. Der Profi macht sich den Streß selbst! Und erstaunlicherweise produziert er damit weitaus bessere gesundheitsschädliche Resultate als jemand, der von äußeren Faktoren abhängig ist! Natürlich sollten Sie diesen Zustand höchster Vollendung anstreben; denn erst dieser wird Sie vollständig erfüllen.

Eigene Bedürfnisse

Menschen verfügen über Bedürfnisse; in der Psychologie bezeichnet man sie als Motive. In den Motiven ist festgelegt, was Sie möchten und was Ihnen wichtig ist. Es gibt Personen, denen ist es wichtig, mit anderen zusammenzusein; es gibt Personen, denen Leistung wichtig ist; andere streben nach Macht und Ansehen. Motive bestimmen zentral das Handeln des Menschen. Und die Zufriedenheit, die ein Mensch in seinem Leben erreicht, ist entscheidend davon abhängig, wieweit er seine Motive befriedigt.

Im Alltag kennt man ein »Motiv« nur aus dem Krimi: Ein Täter hat ein »Motiv«, um jemanden umzubringen. Dies ist jedoch glücklicherweise nicht das einzige Motiv, das Personen aufweisen. Motive kann man auch als Bedürfnisse oder Ziele verstehen – sie bestimmen, was eine Person möchte, was sie braucht, was ihr wichtig ist, und damit auch, mit welchem Ziel vor Augen sie handelt. Motive werden im eigenen Leben mehr oder weniger realisiert; manche von ihnen werden sehr gut befriedigt, andere nur wenig. Man kann ein Leben leben, in dem man einen großen Teil seiner Motive realisiert. Man hat erreicht, was man will, man bekommt, was man braucht; dies führt zu einem Gefühl der Zufriedenheit und der Entspannung. Manche Menschen leben jedoch an ihren Motiven vorbei: Sie erreichen nur wenig von dem, was sie wollen, sie bekommen nur wenig von dem, was sie brauchen; dies führt zu einem tiefsitzenden Gefühl von Unzufriedenheit, zu Rastlosigkeit, Anspannung.

Folgt er seinen Motiven, verfolgt er seine Motive in seinem Handeln, dann wird er zufrieden und eventuell sogar glücklich; folgt er dagegen Regeln und Normen (d.h. dem, was »sein sollte«, »sein muß«, »was man tun muß«, »was man nicht tun darf« usw.) und ignoriert seine Motive, dann wird er mit der Zeit unzufrieden; diese Unzufriedenheit wird immer stärker und führt schließlich zu einem allgemeinen Zustand von Unwohlsein, Lustlosigkeit, sogar zu depressiven Verstimmungen.

Menschen unterscheiden sich sehr stark in dem Ausmaß, in dem sie über ihre eigenen Motive Bescheid wissen bzw. darin, wie weit sie ihre eigenen Motive erkennen, verstehen können. Es gibt Menschen, die gut über ihr eigenes Motivsystem Bescheid wissen. Diese Menschen sind in der Regel zufriedener, sie richten sich stark nach eigenen Gefühlen und Standards und lassen sich nicht leicht von anderen beeinflussen. Sie wissen, was sie möchten, es fällt ihnen relativ leicht, Entscheidungen zu treffen; wenn andere etwas von ihnen wollen, dann wissen sie schnell, ob sie das auch wollen oder ob es ihren Zielen widerspricht.

Auf der anderen Seite gibt es Menschen, die nur sehr schlecht über ihre Motive im klaren sind, die einen nur sehr schlechten Zugang zu ihren Bedürfnissen haben. Diese Menschen neigen dazu, keine eigenen Standards zu haben und sich deshalb hochgradig an den Standards und Erwartungen anderer zu orientieren; wenn sie einen Auftrag bekommen, können sie nicht prüfen, ob sie ihn überhaupt annehmen wollen, ob er gut für sie ist (denn dazu müßten sie wissen, was sie wollen). Sie neigen deshalb dazu, Aufträge von anderen kritiklos anzunehmen, und halten dies nach einiger Zeit für ihre eigene Entscheidung; sie neigen dazu, an ihren Motiven vorbeizuleben; sie folgen Normen (sei gut, leiste viel, sei erfolgreich) und nehmen gar nicht mehr wahr, daß ihre Motive ganz andere sind. Dies macht sie in hohem Maße unzufrieden, ohne daß sie wissen, warum.

Diesen Zustand, keinen guten Zugang zu eigenen Motiven zu haben, bezeichnet der Osnabrücker Psychologie-Professor Julius Kuhl als »Entfremdung«. Eine solche Entfremdung ist die Grundlage vieler psychischer Probleme.

Wie Sie unschwer erkennen werden, ist Entfremdung auch eine sehr gute Voraussetzung dafür, eine Psychosomatik zu entwickeln.

Einer der enormen Vorteile einer Entfremdung ist der, daß man gar nicht so genau weiß, was man möchte; man weiß nicht, was gut für einen ist, was einem guttut, welche Ziele man verfolgt. Damit wird es bereits extrem schwierig, die eigenen Motive (die man ja trotzdem hat) zu befriedigen: Wenn man nicht weiß, was man möchte, kann man auch nicht gezielt daran arbeiten, es zu erreichen! Man schafft damit eine sehr hohe Wahrscheinlichkeit dafür, die eigenen Motive *nicht* zu befriedigen; und damit erzeugt man ein hohes Ausmaß von Unzufriedenheit, die man aber nicht beseitigen kann, da man nicht weiß, wie. Wenn man nicht weiß, was man möchte, hat man auch keine inneren Standards und Kriterien, an denen man sich orientieren kann; man kann Fragen nicht beantworten wie:

➔ Handle ich richtig?

➔ Ist das ok, was ich tue?

➔ Treffe ich die richtige Entscheidung?

Da man zum Handeln jedoch Standards braucht und keine inneren findet, orientiert man sich an externen Standards: an sozialen Normen (d.h. an dem, was »man« tun sollte), an den Erwartungen anderer. Folgt man Normen, so besteht eine hohe Wahrscheinlichkeit, daß diese ganz anders sind als die eigenen Motive. Damit aber schafft man eine sehr hohe Wahrscheinlichkeit, daß *man an seinen Motiven vorbeilebt.* Da man das aber nicht bemerkt, hat man nur ein *diffuses* Gefühl von Unzufriedenheit. Und das versucht man zu reduzieren, indem man mehr von dem tut, was man weiß und kann. Man versucht, der Norm noch stärker zu folgen; man wird dadurch noch unzufriedener und versucht daraufhin, der Norm noch stärker zu folgen usw. Ein Teufelskreis etabliert sich. *Unzufriedenheit wirkt aber wie ein innerer Streßfaktor:* Sie belastet die Psyche, setzt sie unter Anspannung, verhindert Entspannung, Erholung, Ausgleich, Genuß. Ein weiterer Streßfaktor entsteht dadurch, daß man ständig »mehr desselben« tut, immer mehr und mehr tut, um die Norm zu erfüllen. Auf diese Weise erreicht man einen idealen Zustand: Man benötigt gar keinen äußeren Streß, keinen lauten Arbeitsplatz, keinen Chef, der einem Zeitdruck macht; *man ist vollständig in der Lage, sich den Streß selber zu machen.* Auf diese Weise erlangt man eine einzigartige »Streß-Autonomie«:

»Seid schlau, macht Euren Streß selber!«

Dieser selbstgemachte Streß ist oft deutlich wirksamer als der Streß, der von außen kommt. Denn gegen den eigenen Streß kann man sich viel schlechter wehren, man kann sich selbst schlechter überlisten als den Chef. Äußerer Streß, so wird deutlich, ist gar keine unabdingbare Voraussetzung für eine Psychosomatik. Manche Menschen kommen mühelos ohne ihn aus! Und erbringen dennoch exzellente gesundheitsschädigende Resultate.

Wenn man therapeutisch mit psychosomatischen Klienten arbeitet, erlebt man es ständig, daß die Klienten auf eine Frage: »Was möchten Sie?« oder: »Was ist Ihnen wichtig?« antworten: »Ich weiß nicht.« Auch auf ganz konkrete Fragen wie: »Was hätten Sie in Situation X gerne getan?«, oder: »Was hätten Sie sich von Ihrem

Partner gewünscht?« kommt: »Ich weiß nicht.« Und genauere Analysen zeigen: Die Klienten wissen es wirklich nicht, sie haben extrem große Mühe, es herauszufinden. Eine Klientin sagte einmal auf die Frage »Was möchten Sie?«: »Mein Mann möchte, daß ich...« Daraufhin machte ich die Klientin darauf aufmerksam, daß sie mir *ihren* Wunsch gar nicht mitgeteilt hatte. Ihre Entgegnung war: »Das ist doch dasselbe!« Die Klientin konnte somit zwischen eigenen Wünschen und den Erwartungen ihres Mannes gar nicht mehr unterscheiden.

Nun bewegen wir uns aber bereits im Bereich der Profis. Um Profi zu werden, sollten Sie *den* Ratschlägen unbedingt folgen: Machen Sie sich keine Gedanken darüber, was Sie eigentlich wirklich wollen! Fragen Sie sich nicht, was Ihnen im Grunde wirklich wichtig ist! Versuchen Sie auf keinen Fall herauszufinden, was Ihre zentralen Wünsche und Bedürfnisse sind! Gehen Sie davon aus, daß es irrelevant ist, was Sie möchten! Folgen Sie einfach einer Norm! Wenn Ihr Vater immer gesagt hat, Sie sollen erfolgreich sein und viel leisten, dann übernehmen Sie diese Norm, und zwar *unhinterfragt!* Wenn Ihre Familie von Ihnen erwartet, daß Sie ein erfolgreicher Manager sind, dann sind Sie es eben!

Ihre künstlerischen Interessen sind nicht von Belang! Nieder mit dem freien Leben! *Tun Sie einfach genau das, was von Ihnen erwartet wird.* Und wenn Sie unzufrieden sind, dann betrachten Sie dies keinesfalls als dezenten Hinweis darauf, daß es sinnvoll sein könnte, einmal grundlegend über das eigene Leben und die eigenen Entscheidungen nachzudenken! Lassen Sie sich nicht von Ihrem Weg abbringen. Wenn Sie unzufrieden sind, dann liegt das daran, daß Sie noch nicht gut genug sind, also strengen Sie sich gefälligst mehr an! Wenn Sie dann noch unzufriedener werden, gehen Sie einfach ganz in Ihrem Job auf, denn dann spüren Sie auch die Unzufriedenheit nicht mehr!

Ein exzellentes Beispiel liefert Daniel Düsentrieb: Dieser schreitet in einer Geschichte durch Entenhausen, um Erfindungen zu verkaufen. Dabei kommt er an einem Grundstück vorbei, auf dem ein Mann den Rasen mit einer Sichel mäht und dabei ganz offensichtlich heftige Rückenschmerzen hat. Daniel bietet dem Mann an, einen Rasenmäher zu erfinden, damit er den Rasen nicht mehr mit einer Sichel schneiden muß. Auf das Angebot erwidert der Mann, offenbar sehr verärgert: »Mein Großvater hat den Rasen mit der Sichel gemäht, mein Vater hat den Rasen mit der Sichel gemäht, warum sollte ich den Rasen mit was anderem mähen?« Daniel, schon sichtlich frustriert, gibt aber noch nicht auf und macht dem Mann den Vorschlag, dann wenigstens einen längeren Stiel für seine Sichel zu erfinden, damit ihm der Rücken nicht mehr so weh tut. Darauf reagiert der Mann noch ungehaltener mit den Worten: »Meinem Großvater hat der Rücken weh getan, meinem Vater hat der Rücken weh getan, warum soll mir was anderes weh tun?« Daraufhin konstruiert der frustrierte Düsentrieb für sich selbst eine Vorrichtung zum Dauerlachen. So absurd es klingt – diese Einstellung ist im Grunde goldrichtig: Der Mann folgt bestimmten Normen, ignoriert seinen körperlichen Zustand, glaubt, daß er keinerlei Probleme hat, und läßt sich nicht helfen; sehr wahrscheinlich ist er professioneller Psychosomatiker.

Hier gibt es einen ganz wichtigen Punkt: Wenn Sie schon glauben, über sich und Ihr Leben nachdenken zu müssen, dann tun Sie es richtig (am besten ist es, Sie lassen es ganz und machen weiter wie bisher, aber wenn Sie schon mal reflektieren müssen, dann machen

Sie keine grundlegenden Fehler!). Eine wichtige Regel ist hier: Stellen Sie sich selbst oder die Dinge um Sie herum nie *grundlegend* in Frage! Wenn Sie zum Beispiel eine tiefe Unzufriedenheit spüren, fragen Sie sich dann *nicht:*

➔ Ist der Beruf des Juristen das Richtige für mich?
➔ Habe ich das nur studiert, weil mein Vater es wollte?
➔ Was will ich eigentlich, was ist mir wichtig?

Akzeptieren Sie vielmehr die grundlegenden Entscheidungen Ihres Lebens und fragen Sie sich dann, wie Sie sie noch besser ausüben könnten:

➔ Was könnte ich tun, um den Chef noch zufriedener zu machen?
➔ Was könnte ich tun, um noch erfolgreicher zu werden?

Denken Sie also darüber nach, wie Sie im Rahmen Ihres Lebens Dinge noch effektiver tun könnten. Denn auf diese Weise dringen Sie nie zu den Wurzeln des Problems vor. Sie bleiben immer *im* System, stellen es nie in Frage, machen zuverlässig mehr desselben und treiben sich damit verläßlich weiter in die Unzufriedenheit; der Streß steigt, das Problem wird unlösbar, Sie sitzen fest – eine Psychosomatik kann sich herrlich entwickeln!

Hilfreich ist es auch, wenn Sie gar keine Entscheidung mehr treffen: Fragen Sie einfach sofort andere, was Sie tun sollen. Fragen Sie Ihre Frau, was Sie am liebsten essen, welche Filme Sie schätzen und wann Sie zu Bett gehen möchten! Das wäre zumindest konsequent: Machen Sie gar nicht erst den Versuch, eigene Entscheidungen zu treffen!

Entfremdung kann die Belastung jedoch noch auf andere Weise fördern. Personen, die keinen Zugang zu ihrem Motivsystem haben, übernehmen Aufträge von außen und halten diese nach einiger Zeit für die eigene Entscheidung. Die Person kann auch das nicht tun, was Kuhl »Kompatibilitätsprüfung« nennt: Sie kann zum Beispiel einen Auftrag von außen nicht danach beurteilen, ob sie ihn wirklich ausführen will, ob er gut für sie ist, ob er ihren Motiven entspricht oder nicht. Da sie das nicht beurteilen kann, hat sie oft aber auch keinen *inneren Grund,* den Auftrag abzulehnen; und da sie ihn nach einiger Zeit für den eigenen hält, gibt es keinen Anlaß, sich dagegen aufzulehnen. Damit wird die Person aber extrem manipulierbar. Sie hat große

Schwierigkeiten, eigene Grenzen zu definieren, eigene Territorien abzustecken, sich gegen Anforderungen und Ausbeutungen zu schützen. Es gibt sozusagen keinen »inneren Schutz« gegen Ausnutzung. Damit eröffnet sich jedoch ein völlig neues Streßpotential: Alle Kollegen können nun an der Person zerren! Und wie wir sehen werden, ist es noch schlimmer, als man zunächst denkt.

Schlechtes Selbstkonzept

Jeder Mensch bildet eine Vorstellung von sich selbst, darüber, was er kann oder nicht kann, was an ihm selbst gut oder weniger gut ist, d. h. er bildet ein sogenanntes Selbstkonzept, im Alltag oft auch »Selbstbewußtsein« genannt. Dieses Selbstkonzept beeinflußt sehr stark, was ein Mensch denkt und tut: ob er eher optimistisch ist, sich etwas zutraut, Herausforderungen annimmt, oder ob er Angst hat vor Bewertungen, denkt, daß er bei jeder Aufgabe scheitert.

Dieses Selbstkonzept kann positiv sein – dann enthält es Annahmen wie:

- ➔ Ich bin kompetent.
- ➔ Ich bin liebenswert.

➔ Ich bin ok.

➔ Ich verhalte mich richtig.

Ein Selbstkonzept kann aber auch negativ sein. In diesem Fall weist es Annahmen auf wie:

➔ Ich bin nicht ok.

➔ Ich bin ein Versager.

➔ Ich habe nichts unter Kontrolle.

➔ Ich bin nicht attraktiv.

Das Selbstkonzept bestimmt das Verhalten einer Person im Alltag erheblich mit. Eine Person mit positivem Selbstkonzept traut sich viel zu, sie geht in neue Situationen, sie ist zuversichtlich, daß sie neue Aufgaben meistern wird, sie geht auf andere Menschen zu. Eine Person mit negativem Selbstkonzept traut sich dagegen wenig zu; sie glaubt, daß sie an neuen Aufgaben scheitern wird, daß andere sie ablehnen werden, daß sie kritisiert wird.

Sorgen Sie für ein negatives Selbstkonzept!

Falls Sie einen Fehler machen, machen Sie sich unmißverständlich deutlich, was für eine verheerende

Flasche Sie sind; wenn Sie etwas vergessen haben, sagen Sie sich, daß Ihr Gedächtnis schlecht funktioniert, daß Sie ein Versager sind und nichts auf die Reihe kriegen. Wenn Sie kritisiert werden, erinnern Sie sich daran, an welchen Stellen Sie früher noch kritisiert worden sind, wo Sie sonst noch versagt haben und was in Ihrem Leben noch alles schiefgegangen ist. Wenn etwas mäßig gut gelaufen ist, machen Sie sich klar, daß es viel besser hätte laufen können und daß es ausschließlich Ihre Schuld ist, daß es so miserabel gelaufen ist. Lassen Sie keine Entschuldigungen und alternativen Ursachen gelten: Sie hatten nicht bloß einen schlechten Tag, Sie sind unfähig! Es liegt nicht an Müller, daß die Aufgabe vergeigt wurde, es liegt an Ihnen; Ihr Chef kritisiert Sie nicht, weil er schlechte Laune hat, sondern weil Sie schlecht sind. Und sollte Ihnen dann doch mal was glücken, dann führen Sie *das* auf keinen Fall auf sich selbst, auf Ihre Fähigkeiten und Kompetenzen zurück. Es war vielmehr Zufall oder Glück, auf alle Fälle hat es nichts mit Ihnen zu tun!

Wenn Sie konsequent auf diese Weise mit sich umgehen, entwickeln Sie mit der Zeit die Annahme, daß Sie nichts können, ein Versager sind. Und das wird Ihnen in Anforderungssituationen Angst machen, Angst zu versagen, Kritik zu bekommen, rauszufliegen usw. Auf diese Weise wird das negative Selbstkonzept zu einer mächtigen inneren Streßquelle:

- Sie werden ständig an sich und Ihren Fähigkeiten zweifeln.
- Sie produzieren Zweifel, ob Sie Ihren Zustand überhaupt verändern können.
- Sie erleben ständig Angst vor Kritik und Ablehnung.
- Sie trauen sich nichts mehr zu und gehen deshalb beklommen in jede Situation.

Welchen Unterschied das macht, kann man sich leicht klarmachen. Stellen Sie sich vor, Sie werden zum Chef gerufen. Und stellen Sie sich vor, Sie halten sich selbst für gut, für kompetent, für leistungsfähig. Also werden Sie davon ausgehen, daß auch Ihr Chef mit Ihnen zufrieden sein wird. Während Sie ihn aufsuchen, denken Sie ganz entspannt daran, was er Ihnen sagen könnte, vielleicht wird er Sie wegen Ihrer guten Arbeit loben; vielleicht freuen Sie sich sogar auf dieses Gespräch. Auf jeden Fall werden Sie keinen Streß haben, sondern völlig gelassen reagieren.

Nun stellen Sie sich als Kontrast vor, Sie halten sich selbst für eine Flasche, einen ausgemachten Versager –

Sie denken, daß Ihre Arbeit schlecht ist, daß Sie viele Fehler machen, daß wirklich niemand mit Ihrer Leistung zufrieden sein kann. Während Sie zum Chef gehen, gehen Ihnen grauenvolle Gedanken durch den Kopf: Der Chef wird Ihnen entscheidende Fehler nach-

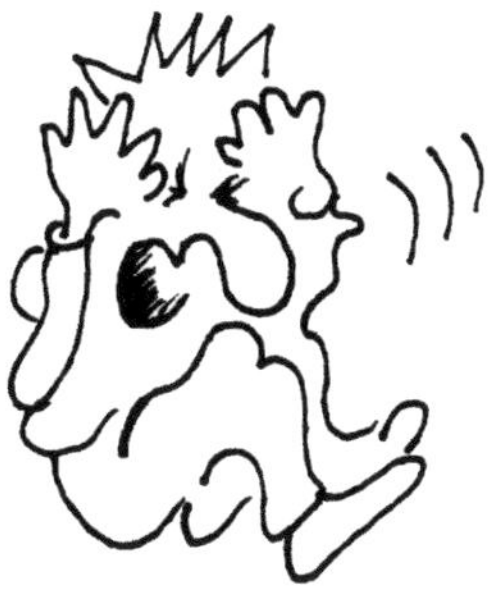

weisen, er wird Ihnen mitteilen, wie unzufrieden er mit Ihnen ist, wird Ihnen mit Entlassung drohen, sollte sich Ihre Arbeit nicht schlagartig bessern. Sie glauben aber nicht, daß Sie Ihre Arbeit schlagartig verbessern können, da Sie sich ja für eine Pfeife halten; also wird Ihnen über kurz oder lang die Entlassung drohen; Arbeitslosigkeit, Geldmangel, Schande. Sie verkrampfen innerlich, Ihnen bricht der kalte Schweiß aus. Ihr Blutdruck steigt, Sie schütten massenhaft das Streßhormon Cortisol aus; Ihr Körper befindet sich in extremer Anspannung. Wunderbar! Obwohl überhaupt noch nicht das Geringste passiert ist, stehen Sie schon unter Hochspannung! Sie sehen: *Selbsterzeugter Streß ist wundervoll.* Und so einfach und effektiv zu produzieren (wenn man weiß, wie). Es gibt prinzipiell viele sehr exquisite Möglichkeiten, das eigene Leben zu ruinieren; machen Sie zumindest von einigen Gebrauch!

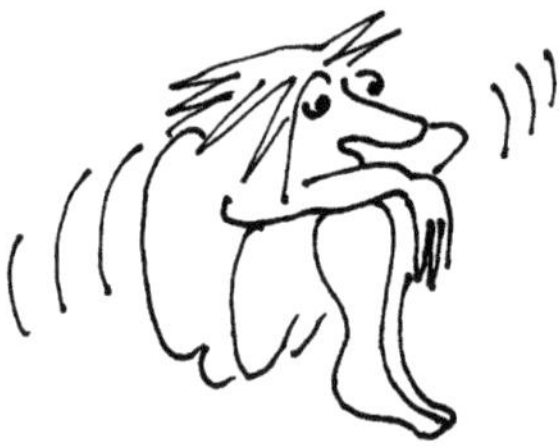

Ständige Unsicherheit und insbesondere ständige Angst führen zu einer Übererregung des Nervensystems und damit zu einer Belastung der körperlichen Systeme. Streßhormone werden produziert, das endokrine System wird durcheinandergebracht. Auch hier können Sie in exzellenter Weise eine interne Dauerquelle des Stresses schaffen; damit werden Sie von externen Belastungen zunehmend unabhängig und können trotzdem viel für die Entwicklung einer psychosomatischen Erkrankung tun!

Entscheidend ist es aber auch hier, daß Sie Ihre Angst nicht beachten, nicht als Information ernst nehmen. Denn sonst könnten Sie auf die fatale Idee kommen, sich psychologische Hilfe zu holen, und das könnte Ihre Pläne, Psychosomatiker zu werden, gefährlich durchkreuzen.

Selbstkonzepte werden durch Erfolge positiver

Personen weisen nur dann ein positives Selbstkonzept, einen hohen Selbstwert auf, wenn dieser ständig »gefüttert« wird: Man muß positive Erfahrungen machen, auf eigenes Handeln stolz sein, sich selbst anerkennen, dann entwickelt man ein positives Selbstkonzept. Wird das Selbstkonzept nicht ständig neu gefüttert, dann »verkümmert« es – es treten Selbstzweifel auf, man zweifelt an der eigenen Kompetenz, stellt seine Attraktivität in Frage usw. Ein Selbstkonzept wird also keineswegs nur dann negativ, wenn eine Person negative Rückmeldung erhält; es wird bereits dann negativ, wenn sie *gar keine* Rückmeldung erhält!

Damit man das eigene Selbstkonzept aber überhaupt füttern kann, braucht man unabdingbar eigene innere Standards. Denn man muß *eigene* Standards erfüllen, um selbst stolz sein zu können, um sich selbst anzuerkennen, um zu wissen, wann man etwas gut und richtig gemacht hat. Die eigenen Standards bestimmen, ob ein Ergebnis »klasse« ist oder miserabel; sie bestimmen, wann man einen positiven Eintrag ins Selbstkonzept vornehmen kann. Fehlen solche inneren Standards, dann gibt es auch keine positiven Einträge;

damit aber wird das Selbstkonzept mit der Zeit verkümmern. Es werden Selbstzweifel überwiegen, negative Annahmen über eigene Kompetenz, Kontrolle, Attraktivität. Die »Entfremdung« hat damit noch weitere Auswirkungen: Sie untergräbt das eigene Selbstbewußtsein.

Wenn es Ihnen also gelingt, innere Standards weitgehend auszuschalten, dann schneiden Sie sich weitgehend von positiver Information über sich selbst ab; dadurch verkümmert Ihr Selbstbild. Selbstbild und Fremdbild hängen aber eng zusammen. Wer sich selbst nicht schätzt, der nimmt auch an, daß er von anderen nicht geschätzt wird (und umgekehrt). Wenn Sie es schaffen, Ihr Selbstbild nachhaltig verkümmern zu lassen, dann gelingt es Ihnen auch, sich für unattraktiv, wenig respektabel und schätzenswert zu halten. Sie sorgen dafür, daß Ihr Selbstbild verkümmert, und dafür, daß es sich nicht wieder erholt. Damit haben Sie Erfolg auf der ganzen Linie!

Abhängigkeit vom Urteil anderer

Eine Person mit negativem Selbstkonzept ist in weitaus stärkerem Maße vom Urteil anderer Personen abhängig als eine Person mit positivem Selbstkonzept. Jemand, der sich selbst für gut hält, ist in der Lage, sich das selbst zu sagen; er hört das natürlich trotzdem gern von anderen, er ist aber nicht darauf angewiesen, es von anderen zu hören. Jemand, der sich jedoch selbst nicht für gut hält, ist hochgradig darauf angewiesen, von anderen zu hören, daß er gut ist: Er hungert geradezu nach positiver Rückmeldung von außen. Und für ihn ist es dann auch besonders schlimm, wenn er negative Rückmeldungen erhält – die dringen dann ungebremst durch. Also wird er tun, was er kann, um solche Rückmeldungen zu vermeiden.

Dadurch gelingt es Ihnen durch Ihr negatives Selbstkonzept, eine Abhängigkeit vom Urteil anderer zu entwickeln und noch weiter zu steigern. Denn wenn Sie sich selbst für wenig wertvoll halten und sich selbst kaum positive Rückmeldung geben können, dann lechzen Sie nach der Anerkennung durch andere. Dies fördert sehr stark Ihre Tendenz, die Erwartungen anderer Personen zu erfüllen, denn Sie hoffen, daß Sie geschätzt und gelobt werden, wenn Sie das tun, was andere von Ihnen wollen. Wenn Sie sich hier etwas anstrengen, erreichen Sie einen für einen Psychosomatiker respektablen Zustand: Der größte Teil Ihres sozialen Trachtens ist darauf angelegt, *es anderen recht zu machen;* Wünsche anderer zu erfüllen, Erwartungen gerecht zu werden, anderen »Wünsche von den Augen abzulesen«. Wenn Sie nachdenken, dann im wesentlichen über solche Fragen:

➔ Wie kann ich es anderen noch mehr recht machen?
➔ Wie werde ich ein noch besserer Mitarbeiter?
➔ Wie kann ich meinen Chef noch mehr zufrieden stellen?

Damit werden Sie zunehmend *»außenorientiert«:* Sie orientieren sich daran, was andere erwarten, Sie versuchen das zu tun, was Anerkennung bringt oder was zumindest negative Rückmeldung vermeidet. Je stärker Sie jedoch nach außen orientiert sind, desto weniger sind Sie nach innen orientiert. Denn man kann seine Aufmerksamkeit nur entweder nach innen *oder* nach außen richten. Und je stärker man seine Aufmerksamkeit nach außen richtet, desto weniger bekommt man davon mit, was innen passiert. Damit wird aber die Entfremdung durch diesen Prozeß noch zunehmen.

Sie haben dadurch noch weniger interne Standards und orientieren sich entsprechend noch mehr nach außen. Und damit kommt ein zweiter, sehr wirksamer Teufelskreis in Gang, der, wenn er einmal angelaufen ist, es Ihnen sehr schwer machen wird, wieder daraus auszusteigen. Dann sind Sie in die Liga der fortgeschrittenen Psychosomatiker aufgenommen. Jetzt geht es nur noch um Feinheiten. Als wahrer Meister sollte man diese aber auch beherrschen.

Der angesprochene Teufelskreis hat noch ein paar interessante Besonderheiten. Eine davon ist, daß die soziale Rückmeldung, die Sie so heftig anstreben, Sie nicht »satt« machen wird. Sie wird das angestrebte Ziel, das Selbstkonzept zu füttern, nicht erreichen. Sie hatten geglaubt, daß Ihr Selbstbild positiver werden würde, wenn Sie positive Rückmeldung erhalten, aber Sie werden mit der Zeit bemerken, daß das nicht stimmt. Denn erstens gibt es viel weniger positive Rückmeldungen, als Sie gehofft haben: Andere halten das, was Sie tun, nach kurzer Zeit für selbstverständlich oder wissen das, was Sie tun, gar nicht zu schätzen (anders als Sie erwartet hatten). Andere Menschen geben Ihnen somit an vielen Stellen, an denen Sie es erwarten (oder erhoffen), gar keine positive

Rückmeldung, oder diese fällt außerordentlich »schlapp« aus.

Und zweitens wirkt die Rückmeldung, die Sie bekommen, gar nicht so positiv. Denn Sie sind sich nie ganz sicher, wie der andere es gemeint hat; glaubt er es wirklich, oder »sagt er das nur so«; meint er Sie wirklich? Denn anders als bei inneren Standards, die man gut kennen kann und auf die man sich verlassen kann, kann man äußere Standards in der Regel nicht genau einschätzen: Eine Person, die einen lobt, *kann* das tun, weil sie das eigene Handeln wirklich für gut hält; sie *kann* es aber auch tun, nur weil sie sich nicht traut, offen Kritik zu äußern; sie *kann* es auch tun, weil sie damit lediglich eine bestimmte Absicht verfolgt usw. Man weiß es einfach nicht. Und diese Ungewißheit hat zur Folge, daß die Information einfach nicht so viel wert ist wie erhofft. Damit kann sie aber das Selbstkonzept nicht so richtig füttern. Vielleicht bemerken Sie dann mit der Zeit, daß die ganzen Anstrengungen nur wenig einbringen; da Sie aber nicht wissen, wie Sie es anders machen sollen (Sie haben ja keinen Zugang zu inneren Standards), bleibt Ihnen nur übrig, »mehr desselben« zu tun; auf diese Weise können Sie sich aber aus dem Dilemma nicht befreien. Im Laufe der

Zeit wird Ihre Außenorientierung zunehmen, und Ihr Zugang zu eigenen Bedürfnissen wird immer mehr abnehmen. Begrüßen Sie diese Entwicklung und steuern Sie keinesfalls dagegen! Denn wenn es Ihnen (meist nur mit psychologischer Hilfe) gelingen sollte, aus dem Kreislauf auszusteigen, richten Sie auch die psychosomatische Erkrankung zugrunde.

Sie werden an dieser Stelle wahrscheinlich unschwer erkennen, was einen wirklich fortgeschrittenen Psychosomatiker auszeichnet: Die wichtigen Prozesse wie Ignorieren eigener Bedürfnisse, Ignorieren eigener Gefühle, Orientierung nach außen, Vermeiden der Reflexion über den eigenen Zustand, laufen von einem bestimmten Punkt der Entwicklung an wie von selbst. Das System funktioniert irgendwann völlig automatisch, man braucht sich nicht mehr anzustrengen, um es am Laufen zu halten, man muß auf viele Aspekte gar nicht mehr achten. Wenn man erst einmal so weit ist, hat man es praktisch geschafft: Man bemerkt meist gar nicht mehr, daß man in einem ganz bestimmten System feststeckt, und selbst wenn man es bemerkt, kann man nicht mehr einfach aussteigen. Denn hoch automatisierte Prozesse sind extrem resistent gegen

Veränderungen. Ohne fremde Hilfe werden Sie nun sehr wahrscheinlich nicht mehr aussteigen können. Aber Hilfe werden Sie sich ja nicht holen, weil Sie gar nicht bemerken, daß Sie ein Problem haben. Es ist perfekt!

Nein sagen

Wenn Sie soweit gekommen sind, laufen Sie mit hoher Wahrscheinlichkeit in eine weitere Falle, die Ihre Belastung weiter steigern wird, ohne daß Sie die geringste Chance haben, ihr zu entkommen. Es ist wundervoll: Hat man erst einmal ein bestimmtes Niveau erreicht, dann geht der Rest wie von selbst, man braucht sich kaum noch anzustrengen!

Diese Falle besteht darin, daß Sie nicht mehr in der Lage sein werden, »nein« zu sagen. Sie können Anfragen nicht mehr ablehnen, Sie werden Ihre Grenzen nicht mehr schützen können und es wird Ihnen extrem schwerfallen, Konflikte auszutragen. Und sollten Sie doch einmal auf die Idee kommen, eine Anforderung abzulehnen, dann machen Sie sich ganz schnell klar, daß der andere Sie fortan für unkollegial hält, für ein Sozialschwein, Sie nicht mehr mag, Sie abwertet. Und dann werden Sie ganz schnell ja sagen. Verhalten Sie sich wie in dem Bilderwitz: Kommt ein Mann in ein Büro, mit Akten überhäuft und sagt zu dem Kollegen: »Das andere Wort ist mir nicht eingefallen, da habe ich einfach mal ja gesagt.«

Für diese mangelnde Durchsetzungsfähigkeit gibt es zwei Gründe. Der erste hat mit dem Entfremdungseffekt zu tun: Da Sie keinen Zugang mehr zu Ihren eigenen Motiven haben, haben Sie keine inneren Standards und Kriterien dazu entwickelt, was Sie wollen oder nicht wollen. Wird nun etwas an Sie herangetragen, kommt z. B. ein Kollege und sagt: »Kannst Du das mal kurz für mich übernehmen? Ich muß zum Zahnarzt«, oder eine Kollegin sagt: »Kannst Du nicht mal auf der Geburtstagsfeier von Müller eine kurze Ansprache halten?«, dann fällt es Ihnen schwer zu beurteilen, ob Sie das wirklich tun möchten oder nicht. Sie können nicht beurteilen, ob es Ihnen guttun wird, das Angebot anzunehmen, oder ob es Ihren Wünschen völlig zuwiderläuft; Sie haben also keine Kriterien, »nein« zu sagen. Da Sie aber keine Gründe haben, »nein« zu sagen, werden Sie stark dazu neigen, »ja« zu sagen, weil die Situation ja einen gewissen Druck auf Sie ausübt.

Es gibt aber noch einen zweiten wichtigen Grund, der Sie veranlassen wird, »ja« zu sagen. Und das ist die Abhängigkeit von positiver Rückmeldung durch andere bzw. die Angst vor negativer Rückmeldung. Wenn Sie ein Angebot einer anderen Person ablehnen, frustrieren Sie diese Person (das ist vermutlich so), und das ist Ihnen auch bewußt. Nun werden Sie annehmen, daß Sie diese Person verärgern; was wird sie über Sie denken? Wenn Sie einen Auftrag ablehnen, eine Hilfestellung ausschlagen, könnte die Person Sie für ein Kollegenschwein halten; wenn Sie es ablehnen, eine Rede zu halten, wird man Sie womöglich als unsozial und ungesellig einschätzen. All das führt aber zu negativen Einschätzungen Ihrer Person und damit zu negativen Rückmeldungen. Und die können Sie nicht gut aushalten; Sie tun nahezu alles, um diese Rückmeldungen zu vermeiden. Deshalb können Sie nicht »nein« sagen: Sie werden Hilfe leisten und Aufträge annehmen, selbst dann, wenn Sie bereits bis über die Ohren in Arbeit stecken. Sie werden die Rede halten, selbst wenn Sie eine Heidenangst davor haben, Reden zu halten. Und Sie werden sich als Vorgesetzter auch nicht trauen, zu Müller zu gehen und ihm zu sagen, daß er seine Arbeit schlecht gemacht hat und sich gefälligst mehr anstrengen soll. Vielmehr werden Sie eine Heidenangst vor Konflikten und Auseinandersetzungen haben; Sie versuchen, Konflikten möglichst aus dem Weg zu gehen, und wenn das nicht möglich ist, werden Sie dazu neigen, klein beizugeben. Die starke Abhängigkeit von der Rückmeldung anderer verstärkt die Tendenz, nicht »nein« sagen zu können.

Damit setzen Sie aber eindeutige soziale Signale für andere: Die werden sehr schnell mitbekommen, daß man Ihnen alle unangenehmen Aufträge zuschanzen kann, daß Sie nicht »nein« sagen können, daß Sie sich nicht wehren. Das wird Ihre Kollegen veranlassen, genau das zu tun: Habe ich eine unangenehme Aufgabe, dann gebe ich sie Meier; will ich mich vor einer Arbeit drücken, dann gebe ich sie Meier; jeder wird Ihnen von nun an Aufgaben aufhalsen. Sie laufen durch das Büro mit einem unsichtbaren Schild um den Hals, auf dem steht: »Kommt zu mir, die Ihr mühselig und beladen seid, ich werde Euch erquicken!«

Ganz viele unserer Klienten haben das Problem, sowohl auf der Arbeit, als auch privat. Eine Klientin erzählte, daß eine Nachbarin sie ständig bittet, auf deren Hund aufzupassen; sie will das gar nicht, weil sie Hunde gar nicht leiden kann und auch keine Zeit dazu hat, aber sie traut sich überhaupt nicht, der Nachbarin zu sagen, daß sie den Hund nicht nimmt. Sie hat Angst, die Nachbarin könnte dann sauer sein, und der Gedanke ist völlig abschreckend für sie. Also nimmt sie den Hund entgegen, lächelt, aber ärgert sich innerlich schwarz über die Nachbarin (daß die ihr das antut) und über sich selbst (weil sie es nicht schafft, nein zu sagen). Und so schafft man sich eine schöne Streßquelle, und man verliert wieder ein Stück mehr Kontrolle über seine Umwelt.

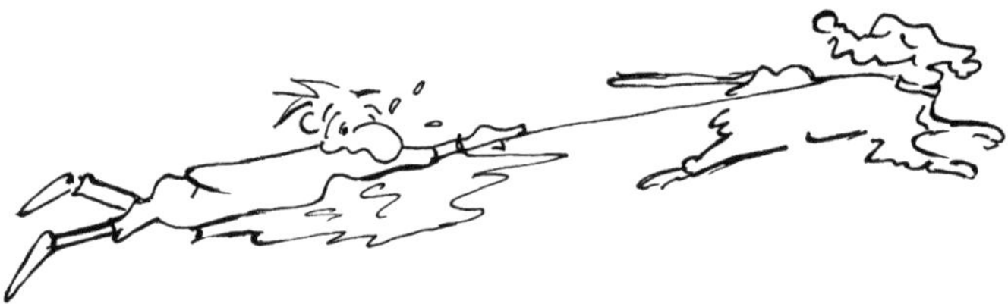

Dieser »Mechanismus« wird auch Ihre Fähigkeit beeinträchtigen, sich abzugrenzen: Wenn Ihre Mutter den Schlüssel zu Ihrer Wohnung haben möchte, weil sie »mal wieder richtig saubermachen will«, dann werden Sie ihn ihr nicht verweigern, denn dann könnte sie sauer sein, und das können Sie nicht ertragen. Also werden Sie ihr den Schlüssel geben und zähneknirschend bemerken, daß sie »Möbel-Verrücken« gespielt hat;

das ärgert Sie, aber Sie trauen sich nicht, die Möbel wieder an die alte Stelle zu rücken. Sie trauen sich auch nicht, ihr zu sagen, was eigentlich angemessen wäre, zum Beispiel: »Setzt Du noch einmal einen Fuß in meine Wohnung, dann nagle ich ihn fest!« Wenn Ihr Meister Sie anweist, ein Auto ohne Bezahlung zu lackieren, dann riskieren Sie keinen Konflikt und machen das einfach, denn Sie denken, ein Konflikt macht alles bloß noch schlimmer.

Damit erschließen Sie sich aber weitere wertvolle Quellen von Belastungen:

- ➔ Sie kriegen mehr Arbeit, werden von allen als »Mülleimer« benutzt;
- ➔ Sie können Ihr Territorium nicht verteidigen, leiden aber ständig darunter;
- ➔ Sie leiden ständig unter Konflikten, können diese aber nicht klären.

Und wenn Sie es dann noch schaffen, ständig über diese Aspekte nachzugrübeln, ohne sie bewältigen zu können, dann schaffen Sie sich eine 24-Stunden-Dauerstreß-Quelle. Damit sind Sie der Vervollkommnung schon recht nahe!

Der Bauer auf dem Schachbrett

Wenn Sie in Ihrer Entwicklung so weit gekommen sind, sind Sie nur noch einen kleinen Schritt von einem verbreiteten Lebensgefühl von Personen mit psychosomatischen Erkrankungen entfernt – dem Gefühl, sich wie ein Bauer, eine Schachfigur auf einem Schachbrett zu fühlen. Es ist ein Gefühl, das Komponenten enthält von:

- ➔ Ich kann nichts tun.
- ➔ Ich kann mich nicht wehren.
- ➔ Wenn ich mich wehre, wird alles nur noch schlimmer.
- ➔ Ich muß den Zustand ertragen.

Man hat den Eindruck, von anderen herumgeschubst und herumkommandiert werden zu können, den Eindruck, relativ wenig Kontrolle mehr über das eigene Leben zu haben. Und dann, mit ganz wenig zusätzlicher Anstrengung, bekommt man es auch hin, eine *Unlösbarkeitskonstruktion* zu bauen:

- ➔ Der Zustand mit dem Meister ist unerträglich.
- ➔ Konflikte machen alles schlimmer.
- ➔ Wenn man sich wehrt, fliegt man raus.
- ➔ In meinem Alter bekomme ich keine neue Stelle.
- ➔ Also muß ich mich mit dem Zustand abfinden.

Damit hat man es dann endgültig geschafft, sich festzusetzen. Das gelingt jedoch nur unter einer Bedingung, die man unter allen Umständen beachten muß: Man darf nicht erkennen, daß dies eine Konstruktion ist, die man hinterfragen könnte. *Man muß die Konstruktion unbedingt für »die Realität« halten, die man nicht in Frage stellen kann!* Denn sonst könnte man sich fragen:

➔ Gibt es angemessene Formen, sich zu wehren?
➔ Wird in jedem Fall alles schlimmer?
➔ Gibt es vielleicht doch Alternativen zu dieser Arbeit?
➔ Will ich wirklich etwas ändern?

Psychologisch weiß man schon sehr lange, daß das Gefühl von Kontrollverlust zu den massivsten Streßquellen gehört, denen ein Organismus ausgesetzt sein kann. Wenn Sie also soweit sind, daß Sie sich als »Bauer« fühlen, dann haben Sie sich eine wirklich exquisite Streßquelle erschlossen, die so leicht durch nichts anderes zu überbieten ist.

Bloß nicht reflektieren!

An mehreren Stellen haben wir also gesehen, daß eine Entwicklung einer guten psychosomatischen Störung voraussetzt, daß *man an keiner Stelle seinen Zustand grundlegend reflektiert.* Denn täte man das, könnte man an verschiedenen Stellen »aus dem System aussteigen«. Um »im System zu bleiben«, muß man eine grundlegende Reflexion vermeiden. Aber wie schafft man dies?

Man erreicht dies in zwei Schritten. Der erste Schritt liegt darin, daß man die Suche nach grundlegenden Alternativen erschwert. Dies wird im wesentlichen erreicht durch die schlechte Zugänglichkeit zum Motivsystem: Die Person weiß nicht, was sie will, was sie *wirklich* will; deshalb weiß sie aber auch nicht, was ihre Ziele sind, was sie erreichen und anstreben will. Damit fehlt ihr aber bei der Problemlösung die Perspektive, die Richtung; sie irrt zwischen Möglichkeiten hin und her, ohne sich entscheiden zu können. Und im Laufe der Zeit gelangt sie zu der Erkenntnis, daß eine Lösung nicht möglich ist, daß sie keine Lösung aus dem Dilemma findet. Das entspricht dem sogenannten »Use it or lose it«-Prinzip: Nutzt man eine Zeitlang psychische Prozesse nicht, dann verliert man den Zugang dazu.

Infolgedessen findet man aber keinen grundlegenden Ausgang aus dem Dilemma mehr, und man wertet die gescheiterten Versuche in dem Sinne, daß es gar keinen Ausweg aus dem Dilemma *gibt*. Dies ist kein logisch zwingender Schluß. Denn die Tatsache, daß man seinen Schlüssel nicht *findet*, heißt nicht mehr und nicht weniger, als daß man seinen Schlüssel nicht findet. Es beweist keineswegs, daß der Schlüssel nicht da ist; es kann genausogut sein, daß man falsch sucht. Also müßte man, wenn man keinen Ausweg findet, eigentlich seine Strategie ändern, unter Umständen mit Hilfe eines professionellen Therapeuten. Aber das tut man nicht, da man ja davon überzeugt ist, daß man gar keine Probleme hat (wir erinnern uns!); also braucht man auch keinen Therapeuten, und folglich bleibt einem nur der (falsche!) Schluß, die Situation sei unlösbar.

Daraus resultiert, daß man den Versuch, das Problem grundlegend zu lösen, aufgibt. Da die Situation aber weiterhin Probleme bereitet, denkt man über diese Probleme nach. Man tut dies aber nun natürlich *innerhalb* des Systems! Man stellt also nicht mehr Fragen der Art: »Wie kann ich meine Situation grundlegend ändern?«, sondern nur noch Fragen der Art: »Wie kann ich die Erwartungen der anderen noch besser erfüllen?«

Mit der Zeit macht man jedoch die Erfahrung, daß auch solche Fragen nicht weiterbringen; es scheint so, als würde jede Beschäftigung mit persönlichen Problemen das Problem nur verschlimmern. Und in gewisser Weise ist dieser Eindruck auch zutreffend. Wenn man nämlich keine Lösung finden kann, dann ist es äußerst schmerzlich, sich immer wieder mit einem nicht lösbaren Problem zu konfrontieren; jede Konfrontation wirkt frustrierend, macht die Ausweglosigkeit noch mehr deutlich. Diese negativen Erfahrungen führen schließlich dazu, daß man so gut wie gar nicht mehr an persönliche Aspekte denkt: *Man blendet alles aus der Aufmerksamkeit aus, was irgendwie belastend wirken könnte.* Nach ein paar Jahren Übung gelingt einem das dann auch ohne große Anstrengung, völlig automatisch. Damit hat man einen Zustand der *allgemeinen Reflexionsvermeidung* erreicht, die Stufe höchster Vollkommenheit in der Entwicklung einer Psychosomatik. Nun ist es vollständig unmöglich geworden, Probleme auch nur zu bemerken, geschweige denn zu definieren, anzugehen oder zu lösen. Man macht einfach weiter wie bisher: »Business as usual!«

»Systematische Reflexionsvermeidung« bedeutet, daß man automatisch allem ausweicht, was zu Problemen, Konflikten, unangenehmen Gefühlen führt oder führen könnte; wenn man auf einen solchen Inhalt stößt, dann

➔ verliert man den Faden;
➔ wechselt das Thema;
➔ denkt oder sagt, daß man darüber nicht nachdenken müsse;
➔ sagt: »Ich weiß nicht« oder verwendet andere Strategien, die vom »heißen Inhalt« ablenken.

Allmählich schottet man sich damit immer mehr von Problemen ab. Das hat einen Vorteil: Man wird nicht mehr damit konfrontiert und erlebt keine unangenehmen Gefühle mehr. Es ist jedoch auch mit einem ganz entscheidenden Nachteil verbunden: Probleme, die man nicht mehr wahrnimmt, kann man nicht definieren; und Probleme, die man nicht definieren kann, kann man nicht lösen!

Dieser Nachteil ist aber ein Vorteil, wenn man eine psychosomatische Störung entwickeln will! Damit schneiden Sie sich von jeglicher Möglichkeit ab, das Problem in den Griff zu bekommen!

Ein Rat zum Schluß:

Noch ein kleiner Rat am Rande. Nach unseren Beobachtungen nutzen die meisten Personen, die eine psychosomatische Erkrankung entwickelt haben, die Symptome gar nicht gut aus: Die wenigsten gehen damit demonstrativ um und nehmen die Hilfsbereitschaft ihrer Partner in Anspruch. Viele Personen behalten die Symptome und Schmerzen für sich, weil es ihnen peinlich ist oder sie den Partner nicht belasten wollen.

Dazu muß man sagen: Sie sind viel zu bescheiden! Sie müssen sich doch wirklich nicht für Ihre Erkrankung schämen! Und außerdem soll Ihr Partner mal was für Sie tun! Also frisch ans Werk. Teilen Sie Ihrem Partner mit,

- ➔ daß Sie Symptome haben und daß es Ihnen gar nicht gut geht;
- ➔ daß Sie wieder unter Schmerzen leiden;
- ➔ daß Sie dringend Zuwendung, Aufmerksamkeit und Pflege brauchen;
- ➔ daß der Partner der einzige ist, der Ihnen diese geben kann;
- ➔ daß Sie genau das von ihm erwarten;
- ➔ und daß er damit etwas ganz Besonderes tut, ein gutes Werk tut, was ihn selbst glücklich und zufrieden machen sollte.

Wenn Sie zum Beispiel unter chronischen Rückenschmerzen leiden, sollten Sie die Symptome immer dann ignorieren, wenn Sie allein sind. Decken Sie den Tisch allein, dann bewegen Sie sich völlig normal (eben so gut Sie können) und erledigen Sie Ihre Aufgabe. Wenn aber Ihr Partner anwesend ist, dann machen Sie ihm unmißverständlich deutlich, wie schlecht es Ihnen geht, wie extrem Sie sich abmühen, und wie schön es wäre, wenn er Ihnen (am besten die ganze) Arbeit abnehmen würde. Am besten ist es, wenn Sie das nonverbal kommunizieren – also sagen Sie es ihm nicht direkt: Das könnte Widerstand auslösen! Machen Sie es ihm indirekt klar, so lange, bis er ein schlechtes Gewissen bekommt und es nicht mehr mit ansehen kann! Wenn Sie z.B. den Tisch decken, verziehen Sie bei jedem Bücken schmerzhaft das Gesicht, fassen Sie sich häufig an Ihren Rücken, machen Sie unübersehbare Streckbewegungen und vergessen Sie nicht, hin und wieder zu stöhnen. Natürlich nur ganz dezent, so als wollten Sie gar nicht, daß er es hört. Wenn er Ihnen dann Hilfe anbietet, lehnen Sie zuerst ab: Sie schaffen das schon, Sie wollen ihn ja nicht auch noch belasten. Dann demonstrieren Sie aber, wie schwer Ihnen das fällt. Auf diese Weise wird er Ihnen seine Hilfe geradezu aufdrängen; er ist gar nicht davon abzuhalten, Ihnen beizustehen! Auf diese Weise wird sich der Partner auch nicht manipuliert fühlen. Sie haben ja Ihr Bestes gegeben und wollen ihn gar nicht belasten! Aber Sie können einfach nicht anders, als seine Hilfe anzunehmen!

So können Sie noch etwas davon haben, daß Ihr Körper Sie so im Stich läßt. Sie holen sich einen angemessenen Ausgleich für die miserable Behandlung, die Ihr Körper Ihnen angedeihen läßt. So ist es nur gerecht: Der Partner kann auch seinen (bescheidenen) Beitrag dazu leisten, um Ausgleich zu schaffen. Nur zu, trauen Sie sich! Nutzen Sie Ihre Chancen! Das wird auch die Beziehung zu Ihrem Partner wieder neu beleben!

5 Besondere Ratschläge

zur Entwicklung einer psychosomatischen Herz-Kreislauf-Erkrankung

Einige der genannten Aspekte wie »Vermeidung von Gefühlen« oder »Entfremdung« sind Eckpfeiler jeder psychosomatischen Störung. Wenn Sie aber der Gesamtheit der bisherigen Ratschläge gefolgt sind, werden Sie wahrscheinlich eher eine Magen-Darm-Erkrankung entwickeln als eine kardiovaskuläre Störung. Eine Colitis ulcerosa oder einen Morbus Crohn. Diese Störungen sind auch bereits extrem belastend und unangenehm; sie verlaufen jedoch nur in extrem schweren Fällen tödlich. Wenn Ihnen das also noch nicht reicht, sollten Sie sich für eine Erkrankung des Herz-Kreislauf-Systems entscheiden. Damit steigt die Wahrscheinlichkeit sprunghaft an, daß der Ausgang tödlich verläuft. Allerdings sind dazu noch ein paar zusätzliche Anstrengungen erforderlich; folgen Sie einfach den nun folgenden Ratschlägen.

Bluthochdruck

Bluthochdruck ist eine äußerst gefährliche Angelegenheit. Er ist ein Risikofaktor für einen Herzinfarkt, er kann zu einem Schlaganfall beitragen, führt zu Arteriosklerose und Herzinsuffizienz. Insgesamt ist die Erkrankung also eine exquisite Wahl: Sie wirkt sich schädigend auf viele Körpersysteme aus und zieht eine lange Reihe von Folgeproblemen nach sich. Natürlich können Sie das Problem durch eine Reihe von Verhaltensweisen effektiv unterstützen. Hilfreich ist es vor allem, viel zu rauchen; aber auch fette und hochgradig cholesterinhaltige Ernährung ist hilfreich; Übergewicht kann den Prozeß sinnvoll unterstützen und vor allem: Bewegen Sie sich wenig! Sport ist Mord!

Der wichtigste psychische Faktor zur Entwicklung eines guten Bluthochdrucks ist allerdings Ärger, oder besser gesagt: ein ganz spezifischer Umgang mit dem eigenen Ärger.

Ausdruck von Ärger

Es ist zunächst einmal wichtig, daß Sie sich häufig und heftig ärgern. Um dies zu erreichen, sind wieder einige Einstellungen hilfreich. Eine sehr nützliche Einstellung ist die, hohe Maßstäbe an sich selbst und andere zu setzen, am besten so hohe, daß man sie nur schwer erfüllen kann. Das ermöglicht es Ihnen und anderen, die Maßstäbe häufig zu verfehlen. Und wenn das passiert, machen Sie keine Ausnahme: Betrachten Sie das Verfehlen der Standards als persönliche Kränkung, ja als persönliche Beleidigung! Wenn etwas schiefgeht, dann beleidigt Sie das persönlich, es schädigt Sie, kränkt Sie! Lassen Sie keine Entschuldigungen gelten; wenn sich der andere genügend angestrengt hätte, dann hätte er es schaffen können. Und vor allem:

Bemühen Sie sich darum, alles, was passiert, *persönlich* zu nehmen.

Alles betrifft Sie, geht Sie etwas an, hat mit Ihnen zu tun! Deshalb schädigt Sie auch alles, was schiefgeht. Und das ist ungehörig, eine Frechheit, eine Boshaftigkeit! Auf diese Weise wird es Ihnen gelingen, aus jeder trivialen Situation ein gewaltiges Ärgerpotential herauszuholen!

Es genügt aber noch nicht, daß Sie sich häufig und heftig ärgern. Um Ihren Blutdruck nachhaltig zu steigern, dürfen Sie den Ärger auch nicht herauslassen. Sie ärgern sich nicht offen – Sie schimpfen nicht rum, toben nicht, schreien keine Leute an. Sie ärgern sich vielmehr still vor sich hin. Am besten, Sie kochen innerlich; Sie machen sich deutlich, wie ungerecht alles ist, aber Sie sprechen das nicht aus; am besten gehen Sie auch davon aus, daß das Äußern von Ärger nichts bringt, sondern daß es alles nur noch schlimmer macht. Das »innerliche Kochen« wird Ihren Blutdruck nachhaltig hochtreiben.

Bluthochdruck-Klienten können sich auch über viele Dinge ärgern: darüber, daß sie in der Schlange stehen müssen, darüber, daß eine Straße gesperrt ist, darüber, daß die Werkstatt das Auto nicht richtig repariert hat etc. Aber sie sagen nichts, sie bleiben freundlich, beschweren sich moderat; aber innerlich drehen sie auf, sie stehen buchstäblich »unter Hochdruck«. Und da sie den Ärger nicht abreagieren, nicht loswerden, hält dieser Zustand eine Weile an. Die Klienten beschäftigen sich dann nicht nur mit dem, was ihnen »angetan« worden ist, sondern auch stark damit, den Ausdruck ihres Ärgers zu kontrollieren, also die Fassade aufrechtzuerhalten. Und damit wird der Ärger zur vorherrschenden Beschäftigung.

Manche Menschen sind aber auch mit subtileren Methoden erfolgreich. Sie kochen gar nicht massiv innerlich, sondern versuchen, ihre Ärgerreaktionen zu ignorieren. Dennoch läuft die Verarbeitung der Ärgersituation automatisch ab, und der nicht ausgedrückte Ärger wirkt sich auch hier steigernd auf den Blutdruck aus. Dies können Menschen sein, die nach außen sehr friedlich und freundlich wirken, die »keiner Fliege etwas zuleide tun können«; innerlich stehen sie jedoch unter Anspannung, sind »hochgradig geladen«. Einen solchen Effekt können z.B. lange berufliche Frustrationen erzeugen, bei denen der Betroffene ständig den Eindruck hat, benachteiligt, ignoriert, versetzt, übergangen zu werden, ohne sich dagegen wehren zu können. Diese Frustrationen summieren sich, sie stauen sich geradezu an. Der Ärger nimmt immer mehr zu, wird aber weitgehend unterdrückt, kommt nicht zum Ausdruck. Die Folge davon ist oft ein kontinuierlich hoher Blutdruck.

Der Vorteil von hohem Blutdruck ist meist, daß man den Personen nicht beibringen muß, ihn zu ignorieren: In den meisten Fällen bemerkt man selbst hohen Blutdruck gar nicht. Sollte er jedoch z. B. bei einer Routinekontrolle entdeckt werden, dann sollte man den Personen empfehlen, die blutdrucksenkenden Medikamente wegzulassen. Denn in der Regel haben diese unangenehme Nebenwirkungen. Sie machen oft schlapp, senken den Antrieb, manchmal senken sie auch die Potenz. Warum sollte man also Medikamente schlucken, die einen beeinträchtigen? Ins Klo damit!

Herzinfarkt

Der Herzinfarkt ist eine besonders effektive psychosomatische Erkrankung: Das Risiko, daran zu sterben, ist hoch, und selbst wenn man ihn überlebt, sind die Folgeschäden oft gravierend. Aufwand und Ergebnis stehen damit in einem sehr günstigen Verhältnis – ein winziger Verschluß einer einzigen Herzarterie hat massive Effekte.

Auch hier kann die Person wieder durch ihr Verhalten einiges zum Erfolg beitragen. Wiederum sind Raucher, cholesterinhaltige Ernährung, Übergewicht und wenig Bewegung äußerst hilfreich. Auf psychologischer Ebene muß man den potentiellen Kandidaten in erster Linie zwei Ratschläge geben.

Beachten von Symptomen

Der erste wesentliche Ratschlag ist der, Symptome einer beginnenden oder bereits existierenden Herzerkrankung auf alle Fälle zu ignorieren. Diese Symptome sind vielfältig: Schwindel, kalter Schweiß, Enge in der Brust, Schmerzen in der Brust, Kurzatmigkeit, Schmerzen im linken Arm, unklare Bauchbeschwerden. Man schätzt, daß mehr als die Hälfte der Herzinfarkte hätten verhindert werden können, wenn die Betroffenen bei ersten Anzeichen sofort einen Arzt aufgesucht hätten. Das heißt also: Wenn Sie es auf einen Infarkt anlegen, ignorieren Sie die Symptome! Falls Ihnen das nicht gelingt, dann nehmen Sie sie zumindest nicht ernst! Sagen Sie sich, daß alles nicht so tragisch ist, daß die Schmerzen schon von selbst wieder weggehen, daß ein Arzt Ihnen sowieso nicht helfen kann, der will Sie nur wieder in eine Intensivstation legen, und davon haben Sie die Nase voll! Sagen Sie sich auch, daß niemand ewig leben will und daß ein Tod durch Herzinfarkt zwar ein in der Regel schmerzhafter, aber schneller Tod ist. Wer möchte nicht auf diese Weise abtreten? Ist das nicht geradezu beneidenswert? Unterbrechen Sie Ihre Arbeit vor allem nicht, bloß aufgrund irgendwelcher dubioser Symptome. Bleiben Sie einfach am Schreibtisch sitzen und arbeiten Sie in Ruhe weiter. Es wird schon nichts passieren. Und lassen Sie sich keine Vorschriften von Ihrem Arzt machen: Die Forderung, das Rauchen aufzugeben, ist einfach lächerlich, man kann sich ja schließlich nicht alle Freuden im Leben verbieten lassen! Und dann der Rat, Streß zu reduzieren: Wie, zum Teufel, sollen Sie das wohl machen? Man braucht Sie in der Firma, Sie müssen schließlich über alles die Kontrolle behalten, wer sollte das sonst schon tun?

Bitte, lassen Sie sich auch nicht durch Ihren ersten Herzinfarkt von Ihrem Weg abbringen. Erwarten Sie von dem Reha-Therapeuten, daß er Sie wieder fit macht, damit Sie so arbeiten können wie bisher. Ansonsten soll er Sie mit seinem Psycho-Gedöns in Ruhe lassen! Eigene Ziele verändern? Das Leben umgestalten? Wie soll das denn gehen? Sie sind eben so, wie Sie sind, und wenn das gefährlich ist, dann ist es eben gefährlich!

Ausleben von Ärger

Auch zur Entwicklung einer koronaren Herzerkrankung ist Ärger von entscheidender Bedeutung. Nur sollten Sie in diesem Fall den Ärger nicht in sich hineinfressen, sondern ihm freien Lauf lassen. Auch hier gilt: Je häufiger und heftiger Sie sich ärgern, desto besser! Zusätzlich sollten Sie aber noch beachten, daß Sie den Ärger auch möglichst deutlich zum Ausdruck bringen sollten. Schreien Sie laut, toben Sie rum, schlagen Sie Stühle zu Brennholz!

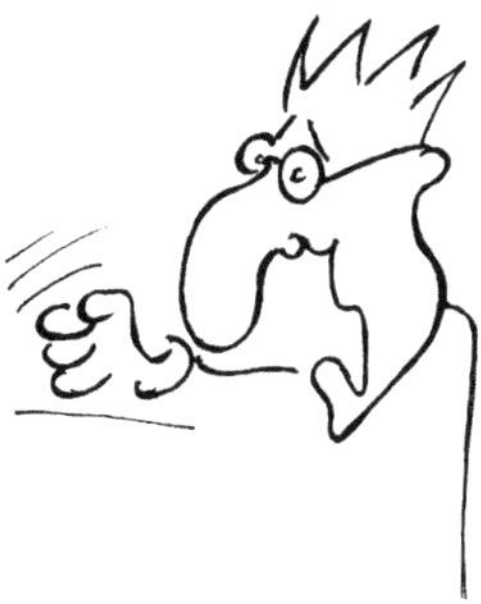

Die Frage, die sich aufdrängt, ist, ob Ärger in jeder Form verhängnisvoll ist; dann hätten doch diejenigen recht, die versuchen, sich nicht zu ärgern. Aber das ist nicht so. Entscheidend ist, wie so oft, die richtige Dosierung. Es ist wichtig, Ärger spüren zu können, es ist aber auch wichtig, ihn nicht zu übertreiben. Und vor allem ist es wichtig, zielgerichtet mit Ärger umzugehen. Ärger sollte ein Auslöser sein, um etwas zu ändern, also die Situation so zu verändern, daß Ärger in Zukunft nicht mehr nötig ist. Und es ist auch wichtig, den Ärger loszuwerden, d.h. die Fähigkeit zu haben, sich nach dem Ärger erleichtert zu fühlen, zu entspannen und es »gut sein zu lassen«. Wenn man so mit Ärger umgeht, kann er äußerst konstruktiv sein. Destruktiv ist er dann,

- ➔ wenn man sich ständig ärgert, weil man z. B. rigide Normen hat;
- ➔ wenn man sich lange ärgert und sich nicht wieder beruhigen kann, es also nicht »wieder gut sein lassen kann«;
- ➔ wenn man sich in Ärger hineinsteigert, sich also sehr heftig ärgert;
- ➔ wenn man nichts tut, um die Situation so zu ändern, daß Ärger in Zukunft nicht mehr nötig ist.

Vor allem Klienten, die sehr feste Vorstellungen davon haben, wie etwas sein sollte und wie nicht, die klare Vorstellungen haben davon, wie sich andere Menschen verhalten sollten und wie nicht, ärgern sich oft maßlos darüber, wenn etwas nicht so ist, wie sie es erwarten. Sie fühlen sich betrogen, ignoriert, übergangen und reagieren manchmal extrem zornig. Sie denken wieder und wieder über die erlittenen Ungerechtigkeiten nach, was sie immer wütender macht. Das Dumme ist, daß sie selbst aus dieser Spirale gar nicht mehr rauskommen, sie haben sich selbst in einer Art Teufelskreis gefangen.

Um einen solchen »dysfunktionalen Ärger« entwickeln zu können, sind wiederum bestimmte Einstellungen hilfreich. Eine sehr günstige Einstellung ist die, daß alle anderen genau das zu tun haben, was ich von ihnen erwarte. Anders formuliert lautet diese Einstellung: »Wer nicht für mich ist, der ist gegen mich!« oder, noch extremer: »Wer mich behindert, stirbt!«

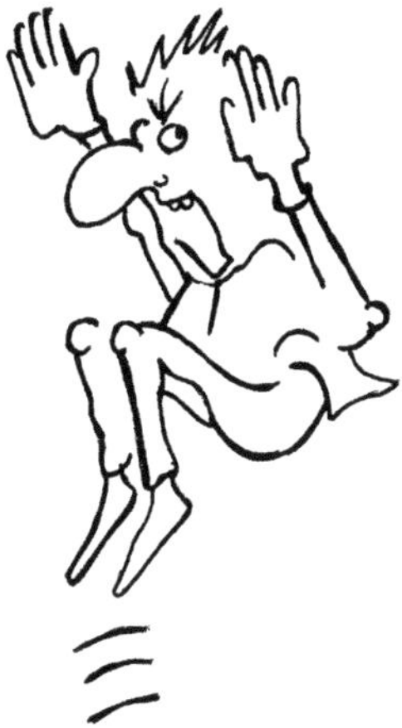

Weist man eine solche Einstellung auf, dann schafft man es, sich bereits maßlos zu ärgern, wenn man in der Stadt, kaum daß man es eilig hat, hinter einem herfahren muß, der 45 km/h fährt. Dann kann man sich maßlos behindert und beeinträchtigt fühlen, ungerecht behandelt. Man kann im Auto toben: »Solche Fahrer gehören auf die Mondkolonie!« Jede noch so triviale Situation kann man in eine Ärgersituation verwandeln, in der man sich unheimlich aufregen kann! Man hat damit sehr gute Karten, was die Entwicklung einer Herzerkrankung betrifft. Der massive Ärgerausdruck ist, Studien zufolge, sehr viel effektiver als z. B. Zeitdruck und berufliche Belastungen. Eigentlich ist es ganz einfach, sich selbst zugrunde zu richten, man muß nur wissen, wie!

Ignorieren Sie den Infarkt!

Sollten Sie bereits je einen Herzinfarkt erlitten haben, dann können Sie dies sehr ernst nehmen – als ernste Warnung, nun in Ihrem Leben einiges zu ändern: Eßgewohnheiten, Rauchen, Streß, persönliche Ziele, usw. Wenn Sie das allerdings tun, berauben Sie sich der Möglichkeit, einen zweiten Infarkt zu bekommen, und diese Möglichkeit ist sehr verlockend. Die Wahrscheinlichkeit, an einem Infarkt zu sterben, steigt mit jedem neuen Infarkt exponentiell an. Die Wahrscheinlichkeit, den zweiten zu überleben, ist also deutlich geringer als die Wahrscheinlichkeit, den ersten zu überleben.

Daher machen Sie es so wie viele Infarktpatienten in einer unserer Untersuchungen: Leugnen Sie einfach,

- ➔ daß der Infarkt Ihr Leben massiv bedroht hat;
- ➔ daß Sie während des Infarktgeschehens massive Angst hatten;
- ➔ daß der Infarkt schmerzhaft war.

Sagen Sie sich einfach,

- ➔ daß alles völlig harmlos war;
- ➔ daß es auf keinen Fall nochmal passiert;
- ➔ daß Sie daher auch in Zukunft Herzbeschwerden und Symptome nicht ernst nehmen müssen;
- ➔ und daß Sie auf keinen Fall etwas an Ihrem Leben ändern müssen: Lassen Sie sich von einem albernen Infarkt nicht Ihre existentiellen Lebensziele nehmen!

Diese Ziele anzustreben, ist ein Teil Ihrer Identität. Sie verwirklichen sich selbst in diesen Zielen: Wenn Sie sie aufgeben, werden Sie nicht mehr Sie selbst sein! Können Sie sich das ernsthaft vorstellen, auf Leistung und Anerkennung zu verzichten und statt dessen wie ein Rentner mit dem Hund spazieren zu gehen? Keinesfalls? Nun liegen Sie richtig (wenn auch über kurz oder lang auf der Bahre). Machen Sie sich klar, daß das Leben einfach nicht mehr lebenswert ist, wenn man auf alles verzichten muß. Dann nimmt man doch lieber das (geringe!) Risiko auf sich, am nächsten Infarkt zu sterben. Dies hat außerdem noch einen weiteren Vorteil: Kaum jemand kann selbst darüber bestimmen, wann und woran er stirbt. Das haben Sie aber nun eindeutig anderen voraus. Sie sind in der Lage, sich selbst zu Lebzeiten einen hübschen Sarg und ein ruhiges Plätzchen auf dem Friedhof auszusuchen. Wer kann das schon?

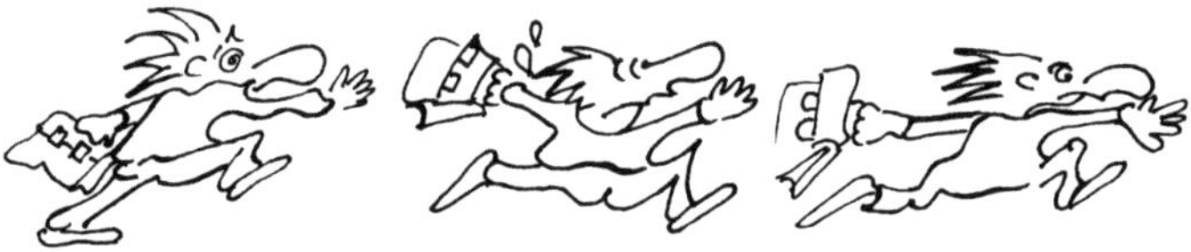

6 Zum Umgang mit lästigen Therapeuten

Falls Sie den bisherigen Ratschlägen genau gefolgt sind, dann ist aus Ihnen wahrscheinlich ein ganz passabler Psychosomatiker geworden. Und wahrscheinlich wird sich die Erkrankung, wenn Sie die Ratschläge auch in Zukunft streng befolgen, chronifizieren, so daß Sie lange etwas davon haben.

Nun werden Sie wahrscheinlich von Ärzten zu Kuren geschickt; oder Ärzte raten Ihnen sogar dringend an, einen Psychologen oder Psychotherapeuten aufzusuchen, weil sie wissen, daß psychische Faktoren bei dieser Erkrankung eine zentrale Rolle spielen. Und tatsächlich hat sich herausgestellt, daß Psychotherapie sehr effektiv ist: Es mindert die Symptome, bringt sie manchmal sogar ganz zum Verschwinden, erhöht die Lebensqualität, kurzum – Psychotherapie wirkt sich völlig verheerend auf eine psychosomatische Erkrankung aus! Daher bedrohen Psychologen und Psychotherapeuten die mühsam erworbene und lange gepflegte Psychosomatik auf das schärfste! Psychologen sind extrem lästig: Sie können wollen, daß Sie Ihre Gefühle ernst nehmen und wahrnehmen, daß Sie lernen, »nein« zu sagen, daß Sie Ihren Bedürfnissen folgen. Um Himmels willen! Das alles stellt die Psychosomatik ernsthaft in Frage! Daher gilt es, über Strategien zu verfügen, die lästigen Psychotherapeuten mattzusetzen. Am besten, Sie gehen gar nicht erst hin, aber wenn es nicht zu vermeiden ist, dann muß man wissen, wie man ihren schädlichen Einfluß so weit wie möglich begrenzt. Zum Glück gibt es dazu eine Reihe recht effektiver Strategien, die von bisher sehr erfolgreichen Psychosomatikern entwickelt und im Härtetest erprobt worden sind. Diese will ich Ihnen hier (sozusagen als eine Art Geheimtip) verraten.

Im allgemeinen gilt es, im Umgang mit Psychologen möglichst wenig von sich, den eigenen Problemen, Schwierigkeiten, Belastungen, Konflikten usw. preiszugeben, kurz: Geben Sie den Psychologen so wenig Information wie möglich; erhält er keine Information, dann kann er auch nichts tun; kann er nichts tun, kann er Ihnen auch Ihre Psychosomatik nicht wegnehmen. Daher sagen Sie beispielsweise (wie einige sehr weit fortgeschrittene Psychosomatiker aus unserer Therapiestudie):

- »Ich habe keine Probleme!«
- »Das einzige Problem, das ich habe, ist meine Colitis; wenn die weg wäre, wäre alles in Ordnung!«
- »Ich habe keinen Streß!«
- »Ich habe nicht mehr Streß als andere!«
- »Andere haben mehr Streß als ich und die sind nicht krank; also kann mein Problem nicht das geringste mit Streß zu tun haben!« (Was systematisch übersieht, daß die Streßwirkungen individuell völlig unterschiedlich sind.)
- »Immer, wenn ich gerade Streß habe, habe ich gar keine Symptome; die Symptome kommen immer dann, wenn ich entspannt bin; das beweist eindeutig, daß Belastungen keine Rolle spielen!« (Was übersieht, daß der Körper Belastungen kompensiert und dadurch unter Streß keine Symptome entstehen; werden die aktuellen Anforderungen »abgeschaltet«, kollabiert das völlig überlastete körperliche System.)
- »Meine Ehe ist glücklich, wir sind 20 Jahre verheiratet und haben keinerlei Konflikte.« (Ich war schon versucht, einem Patienten zu raten, das Rezept,

nach dem er diese außergewöhnliche Leistung erreicht hat, zu veröffentlichen; wahrscheinlich würde es ein Bestseller!)

Folgen Sie diesen Beispielen, dann hebeln Sie viele Psychologen aus, nach dem Motto: »Keine Probleme – keine Therapie«; und damit sind Sie den lästigen Quälgeist elegant losgeworden.

Bedauerlicherweise gibt es aber immer gut ausgebildete Psychologen, die man auf diese Weise nicht so ohne weiteres abschütteln kann. Sie folgen jeder noch so winzigen Spur und sind wie Bluthunde, die ein Problem noch Meilen gegen den Wind riechen. Für diese Psychologen muß man effektivere Ablenkungsstrategien anwenden.

Eine recht gute Strategie besteht darin, lang und breit über eigene Symptome zu sprechen: wann man welche Beschwerden hat, wie die Konsistenz des Stuhls ist, welche Erfahrungen man mit welchen Medikamenten gemacht hat, welche Untersuchungsprozeduren man schon über sich hat ergehen lassen usw. Alle diese Informationen interessieren den Psychologen überhaupt nicht, denn es sind rein medizinische und keine psychologischen Informationen. Dennoch gewinnen Sie damit Zeit, Sie füllen die Therapiestunde und vor allem: Sie geben dem Psychologen keinerlei Anhaltspunkte für unangenehme Fragen! Solange Sie über Ihre Kuren sprechen, Ihren Herzkatheter, Ihre Pillen usw., kann der Psychologe kein wirklich relevantes Thema anschneiden; er wird Sie daher überhaupt nicht in Verlegenheit bringen können, Sie sind völlig auf der sicheren Seite.

Eine andere schöne Strategie besteht darin, daß Sie Ihre Beschwerden auf Vererbung zurückführen: Offensichtlich haben Sie die Krankheit geerbt, denn Ihr Vater hatte sie schon, Ihr Großvater hatte sie und überhaupt läßt sie sich in Ihrer Familie bis zum Dreißigjährigen Krieg zurückverfolgen (und nur deshalb nicht weiter, weil im Krieg die meisten Familiendokumente vernichtet worden sind). Die Vererbung, so machen Sie unmißverständlich klar, beweist eindeutig, daß psychologische Faktoren keine Rolle spielen und daß Sie deshalb bei einem Psychologen völlig falsch sind, es sei denn, dieser könnte eine Gentherapie durchführen. (Dabei ignorieren Sie natürlich, daß Sie eine *Disposition,* eine Bereitschaft für diese Krankheit durchaus geerbt haben können, daß diese Erkrankung jedoch nur dann wirklich ausbricht, wenn psychische Belastungsfaktoren *dazukommen.* Mit einer solchen Disposition sind Sie im Grunde *besonders* streßanfällig und brauchen eigentlich unbedingt jemanden, der Ihnen gute Streßbewältigungsstrategien beibringt.) Auch diese Strategie beeindruckt manchmal Psychologen; aber eben nicht alle. Es gibt einige ganz hartgesottene Exemplare dieser Spezies, die sich nicht so leicht bluffen lassen; aber keine Sorge: Wir haben noch mehr auf Lager! Für diese Therapeuten haben die wirklich erfahrenen Psychosomatiker eine Reihe von Vermeidungs- und Ausweichstrategien entwickelt, die äußerst elegant und effektiv sind. Effektiv sind sie, weil sie die Therapeuten ablenken, vom Thema abbringen, in die Irre führen; elegant sind sie, da man sie nur schwer erkennen kann.

Eine dieser Strategien bezeichnen wir als »thematische Sperren«. Wenn Ihnen ein Thema nicht behagt, dann sagen Sie einfach: »Darüber müssen wir nicht sprechen.« oder: »Das ist überhaupt nicht problematisch.« Oder Sie sagen einfach: »Darüber haben wir schon gesprochen.« Oder: »Mehr kann ich Ihnen dazu auch nicht sagen.« Ist der Therapeut höflich (was gute Therapeuten nicht sind, sie sind eher hartnäckig!), dann geht er auf Ihre Regel ein, die heißt: »Bitte lassen Sie uns dieses Thema *nicht* anschneiden!«; und Sie sind wieder auf der sicheren Seite!

Eine besonders einfache, aber meist hoch effektive Strategie besteht darin, eine Frage mit »Ich weiß nicht« zu beantworten.

Therapeut: »Was haben Sie da getan?«

Sie: »Ich weiß nicht.«

Therapeut: »Wie haben Sie sich da gefühlt?«

Sie: »Ich weiß nicht.«

Therapeut: »Wie geht es Ihnen im Augenblick?«

Sie: »Ich weiß nicht.«

Stellen Sie sich einfach vor, Sie säßen in einem Bundestags-Untersuchungsausschuß und wollten nicht antworten. Die eleganteste Antwort ist: »Ich kann mich nicht erinnern.« Denn keiner kann etwas für sein schlechtes Gedächtnis. Sie bemühen sich ja, aber es geht wirklich nicht! Die meisten nicht speziell geschulten Therapeuten kann man mit dieser relativ schlichten Strategie aushebeln. Dann sitzen in der Therapiestunde schon zwei, die nicht wissen, was man tun soll.

Eine besonders elegante Strategie nennen wir »Fragen beantworten, die man nicht gestellt hat«.

Therapeut: »Wie war die Angst für Sie?«

Klient: »Die Angst tritt nicht oft auf.«

Niemand hat gefragt, wie häufig die Angst auftritt: Sie tun aber so, als *hätte* das jemand gefragt, und antworten auf eine imaginäre Frage. Dabei bleiben Sie beim Thema: Es geht ja um Angst; *diesem* Thema weichen Sie nicht aus. Aber gleichzeitig beantworten Sie das, was der Frager wissen will, *nicht.* Stellen Sie sich einfach vor, Sie seien Politiker; achten Sie mal in Interviews darauf, wie geschickt Politiker pausenlos Fragen beantworten, die kein Mensch gestellt hat, und dabei die Fragen, die man wirklich gestellt hat, *nicht* beantworten. Aber: Die Politiker *antworten,* sie verweigern keineswegs offen die Antwort. Und die Antwort hat auch am Rande noch etwas mit der Frage zu tun. Man zeigt sich damit also durchaus kooperativ, denn man hat ja die Frage (irgendwie!) beantwortet! Diese Strategie ist nicht nur in der Politik sehr effektiv; sie führt auch in der Therapie zu recht guten Resultaten. Fragt der Therapeut Sie z. B.: »Haben Sie Konflikte mit Ihrer Frau?«, dann antworten Sie: »Konflikte hat doch jeder.« Fragt Sie der Therapeut: »Was empfinden Sie, wenn Meier so mit Ihnen umgeht?«, dann antworten Sie: »Ja, Meier geht mit allen so um.«

Therapeuten zeigen oft beträchtliche Schwierigkeiten, mit dieser Strategie fertig zu werden. Sie ist nicht einfach, man muß es schon üben; aber sie ist wirklich gut!

Eine weitere, recht gute Strategie besteht darin, unkonkret zu bleiben: Reden Sie abstrakt, legen Sie sich nicht fest, nennen Sie keine Details, bleiben Sie immer an der Oberfläche. Sagen Sie: »Ich habe mich unwohl gefühlt«, statt zu sagen: »Ich hatte Angst«. Sagen Sie: »Da war alles Murks«, anstatt: »Da war ich durch XY stark belastet«. Je unkonkreter Sie sind, desto mehr Schwierigkeiten hat der Therapeut, zu verstehen, was Sie meinen; und je schwerer er versteht, was Sie meinen, desto weniger rückt er Ihnen aufs Fell. Sind Sie unkonkret, dann tappt der Therapeut weitgehend im dunkeln; und wiederum kann er Ihnen keine peinlichen Fragen stellen. Ein gutes Beispiel dafür bietet Bill Murray in dem Film »Was ist mit Bob?«. Auf die Frage des Psychiaters nach seinen Beschwerden erwidert er: »Dann werde ich wuschig«. Niemand im Universum weiß, was das heißen soll, und das ist doch wunderbar, oder?

Wenn Ihnen ein Thema zu »heiß« wird und Sie fürchten, daß es mitten in die Bearbeitung relevanter

Probleme führen könnte, dann wechseln Sie einfach das Thema. Sagen Sie,

➔ daß Sie leider den Faden verloren haben

oder

➔ daß Ihnen gerade etwas anderes, sehr Wichtiges eingefallen ist,

oder

➔ folgen Sie einfach einer Assoziation.

Wenn Sie zum Beispiel über Ihre Beziehung sprechen, und es droht die Gefahr, daß Konflikte mit Ihrem Partner thematisiert werden könnten, dann sagen Sie: »Ach, wissen Sie, meiner Frau ist da neulich was ganz Komisches passiert. Sie hat ...« (und dann schildern Sie ausführlich, was Ihrer Frau alles passiert ist; und schon haben Sie das unangenehme Thema verlassen).

Sollten Sie jedoch aus irgendwelchen Gründen vom Therapeuten veranlaßt werden, an einem Problem zu bleiben und sich damit auseinanderzusetzen, dann führen Sie alles auf äußere Ursachen zurück: Daß Sie ein Magengeschwür haben, hat gar nichts mit Ihnen oder irgendwelchen Problemen zu tun; es liegt ausschließlich an der Firma, oder an der Jahreszeit, oder an den allgemeinen gesellschaftlichen Bedingungen.

Auch Ihre Probleme haben im Grunde nichts mit Ihnen zu tun. Sie werden gemobbt, können aber selbst gar nichts dafür; das ganze ist Ihnen selbst ein Rätsel, und auf keinen Fall haben Sie irgendeinen Anteil an dem Problem. Und wenn Sie keinen Anteil an dem Problem haben, muß selbst der verstockteste Psychologe einsehen, daß man sich dann auch nicht mit Ihren Anteilen auseinandersetzen muß.

Sollte es hart auf hart kommen und sollten Sie wirklich in Bedrängnis geraten, dann ziehen Sie die Notbremse. Sie sagen dann einfach, wie einer unserer Klienten in einer Therapiesitzung: »Herr Therapeut, das ist ein persönliches Problem. Das gehört hier nicht hin.« Diese äußerst kreative Definition von Psychotherapie könnte dann den Therapeuten dazu veranlassen, seinen Job insgesamt an den Nagel zu hängen.

Allerdings muß ich an dieser Stelle eine Warnung aussprechen: Es gibt auch Therapeuten, die alle diese Strategien kennen und gelernt haben, damit umzugehen. Diese Therapeuten könnten Sie anleiten, Ihre Gefühle wahrzunehmen, Ihre Bedürfnisse kennenzulernen, Ihr Selbstbewußtsein zu stärken, Konflikte auszutragen, nein zu sagen, für sich zu sorgen usw. Kurz: Die Therapeuten könnten Sie dazu bringen, daß Ihre ganze, schon etablierte psychosomatische Erkrankung kollabiert; dann wäre alles umsonst gewesen. Aber malen wir den Teufel nicht an die Wand: So schlimm muß es nicht kommen!

Rainer Sachse,
Prof. Dr., Dipl.-Psych., ist Verhaltens- und Gesprächspsychotherapeut und lehrt Klinische Psychologie an der dortigen Ruhr-Universität.

Klett-Cotta
www.klett-cotta.de

Schutzumschlag: Finken + Bumiller, Stuttgart
Zeichnungen: bergerdesign, Solingen
Gesetzt aus der Stone Sans von Eberl & Koesel Studio, Kempten
Gedruckt und gebunden von
Esser printSolutions GmbH, Bretten
ISBN 978-3-608-98368-5

Elfte Auflage, 2023

Bibliographische Information der Deutschen Nationalbibliothek
Die Deutsche Nationalbibliothek verzeichnet diese Publikation in der Deutschen Nationalbibliographie;
detaillierte bibliographische Daten sind im Internet über <http://dnb.d-nb.de> abrufbar.

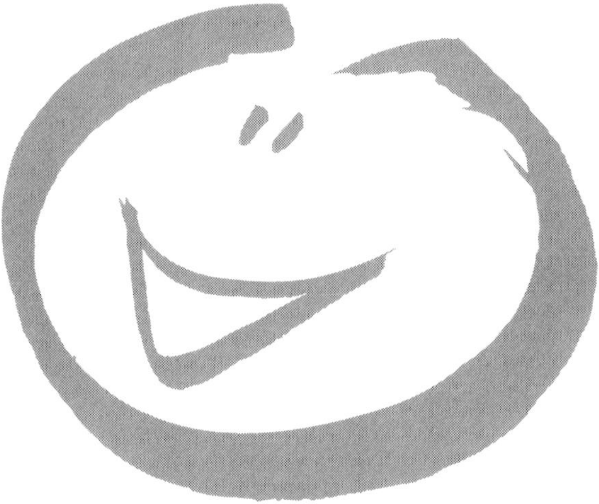